Wissenschaftliche Pharmazie in Rezeptur und Defektur

Eine Aufsatzreihe

von

Dr. Rudolf Rapp

Apothekendirektor am Krankenhaus
links der Isar zu München

Zweite, vermehrte Auflage

Mit 8 Abbildungen
im Text

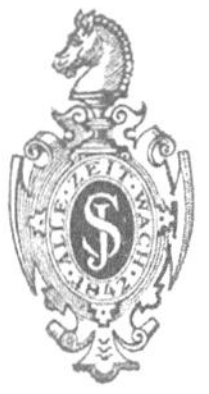

Springer-Verlag Berlin Heidelberg GmbH

1929

ISBN 978-3-662-38964-5   ISBN 978-3-662-39919-4 (eBook)
DOI 10.1007/978-3-662-39919-4

Sonderabdruck aus „Pharmazeutische Zeitung"
1926 Nr. 6, 14, 20, 44, 53, 85, 87, 103. 1927 Nr. 18, 21, 35. 1929 Nr. 28, 41, 56.

Meinem Freunde

Herrn Medizinalrat Sparrer

gewidmet

Inhaltsverzeichnis.

Einleitung.

Die Pharmazie mit ihren einst so lebendigen, vielen Kräften
ist seit mehreren Jahrzehnten immer mehr erstarrt. Wenn wir
älteren Fachgenossen zurückdenken, welche Obliegenheiten wir als
Jünger der Pharmazie in der Rezeptur und im der Defektur zu
erfüllen hatten, wenn wir die alten pharmazeutischen Nachschlage-
werke durchblättern und dort die Rezepturvorschriften studieren,
so muß uns ein gewisses wehmutvolles Gefühl überkommen. Die
Verhältnisse im Fache waren damals in jeder Beziehung bessere
als heute. Wenn auch der Apotheker relativ mehr leisten mußte,
er hatte seinen gesicherten Nahrungsstand, er hatte noch mehr,
er fand im Berufe seine volle Befriedigung. Und heute? Nachdem
die Herstellungsstätte der Arzneizubereitungen von der Apotheke
in die Fabriken und pharmazeutischen Laboratorien verlegt ist,
die Apotheke dadurch mehr die Abgabestelle als die Herstellungsstätte geworden ist, kann da der Apotheker noch glücklich und
zufrieden sein? Er hat sich dieser Industrialisierung und Schema-
tisierung der Arzneimittelherstellung sozusagen willenlos und
wahllos ergeben müssen.

Es soll nicht bestritten werden, daß diese Wandlung in der
Arzneiherstellung gewisse Vorteile zeigt und auch teilweise
notwendig war; daß aber diese Änderung so gründlich vonstatten
ging und weitergeht, das war der Fehler, der nicht nur den Apothekerstand trifft, der oft noch mehr zum Schaden des Kranken
obwaltet.

Arzneien sind in den meisten Fällen nun einmal labile Zubereitungen und bleiben es. Daß diese beim Lagern, das bis zum
Verbrauche monate-, ja jahrelang dauern kann, Veränderungen
und Zersetzungen erleiden können, weiß heute fast jeder Laie.
Man denke nur an das naheliegende Gebiet, an die Herstellung
von Nahrungsmitteln. Wie wenig der größere Teil dieser Zubereitungen vom Brot und Milch angefangen bis zu den Konserven
hinauf haltbar ist, welche qualitativen Veränderungen diese selbst
bei der Zubereitung als Konserven erleiden, daß nur frische Speisen
mit vollem Genußwert einzuschätzen sind, darüber ist sich jeder-
mann im klaren.

Können die Verhältnisse auf dem Gebiete der Arzneiherstellung eigentlich anders liegen als auf dem Gebiete der Fabrikation von Nahrungsmitteln? Sicher nicht! Eine frisch bereitete Arznei wird denselben Wert haben wie eine frisch bereitete Speise. Da es sich bei der Bereitung von Arzneimitteln um noch viel verfeinertere Wirkungswerte handelt als bei Nahrungsmitteln, müssen erstere als Dauerpräparate noch mehr an therapeutischem Nutzen verlieren.

Man kann daher, ohne eine Übertreibung zu begehen, heute sagen: der Weg, den die Arzneiversorgung in den letzten Dezennien eingeschlagen hat, war nicht der richtige. Die Kardinalfrage muß lauten: Welche Arzneimittel können unbeschadet ihres therapeutischen Wertes zentralisiert hergestellt, welche müssen im Interesse der Kranken behufs Erzielung einer guten Arzneiversorgung von Fall zu Fall frisch bereitet werden. Die kurze Antwort heißt: Die große Anzahl von chemischen Stoffen, die nicht Mischungen und Kombinationen darstellen, sind zentralisiert herzustellen. Umgekehrt gehört das ganze Heer der galenischen Zubereitungen in die Apotheke und das Apothekenlaboratorium, weil dadurch die größere Gewähr geschaffen werden kann, daß der Patient möglichst einwandfreie Ware erhält. Veränderungen der Zubereitungen infolge Zersetzung, Alterns und Verderbens sind hier am wenigsten zu befürchten. Also um des Kranken willen muß eine solche Regelung kommen, sie muß einsetzen, weil, wenn nicht alle Anzeichen trügen, der Höhepunkt der tollen Arzneimittel-Fabrikationswut erreicht ist. Sie kann und wird einsetzen, wenn der ganze Apothekerstand mitarbeitet, aber nicht nur mit Worten, sondern durch Taten seine Mitarbeit bekundet, wenn diese Bewegung nicht bloß von einzelnen, sondern mit Nachdruck von den großen Fachvereinigungen ausgeht.

Der Umstand, daß dies bisher nicht geschah, war schuld, daß die vor drei Jahren einsetzende Bewegung „der Normung von Arzneimitteln" nach kurzer Zeit wieder eingeschlafen ist. Es war ein erfreuliches Bild, mit welch hoher Auffassung ihrer Berufspflichten sich eine große Anzahl von Fachgenossen brieflich zu diesem Thema äußerten. Schade, daß sich die pharmazeutischen Hochschulinstitute nicht insgesamt an dieser Bewegung beteiligt haben; sie hätten diese wichtige Frage nicht zum Stillstand kommen lassen dürfen. Als Entschuldigung kann hier nur angeführt werden, daß in dieser Zeit bereits die Arzneibucharbeiten begonnen hatten, welche die volle Arbeitskraft mehrerer Hochschullehrer und anderer Fachgenossen beanspruchten.

Hoffen wir, daß die Arbeit, welche im neuen Arzneibuch nieder-gelegt ist, auch für die Arzneiversorgung von Nutzen sein wird, daß die Ärzte von den erprobten Arzneimitteln des Arzneibuches ausgiebig bei ihren Verordnungen Gebrauch machen, und daß sie Kombinationen nach Lage des Falles und Alters des Patienten selbst zusammensetzen, ohne die Weisheit des Spezialitätenfabri-kanten zu benötigen.

Es wäre beschämend, wenn das auf die Bearbeitung des neuen Arzneibuches verwendete Wissen und Können unnütz vertan sein sollte, wenn nach wie vor der Arzt seine Fabrikpräparate vulgo Spezialitäten aufschreibt, weil es für ihn einfacher ist, letztere gedankenlos zu ordinieren.

Dem genauen Beobachter wird es nicht entgangen sein, daß auch in der Ärztewelt eine Bewegung sich bemerkbar macht, auf dem Gebiete des Arzneimittelchaos Remedur zu schaffen. Blicken wir hinüber über den Ozean, nach Amerika, dem Lande der Spezial-medizinen, dort hat sich heute eine Bewegung durchgesetzt, an die bereits 70% der amerikanischen Ärzte sich angeschlossen haben und nach deren Grundsätzen nur mehr die von einer wissen-schaftlichen Kommission anerkannten Arzneimittel ordiniert werden dürfen. Was dort zur Tat geworden, soll bei uns nicht möglich sein?

Nicht allein vorstehende Punkte, sondern noch eine Reihe von Tatsachen sprechen dafür, daß die Arzneiversorgung einer Ände-rung zudrängt. Wenn man in dem Rundschreiben des Herrn Reichsministers des Innern, das er als Umfrage zwecks Schaffung eines Spezialitätengesetzes an die Länder und die beteiligten Kreise hinausgegeben hat, zur Kenntnis nimmt, mit welch vor-züglicher Sachkenntnis die Zustände auf dem Arzneimittelmarkte von Amts wegen gegeißelt werden, so muß man zwischen den Zeilen herauslesen, daß der deutsche Staat im Interesse der Kran-ken eine Regelung des Spezialitätenwesens wie andere Staaten für notwendig hält und im stillen diese wünscht. Der Staat kann wahrlich nicht zusehen, daß ihm die ganze Arzneimittel-kontrolle, die er im Arzneibuche so schön durch Prüfungsvor-schriften niederlegte, durch das Spezialitätenwesen, das nun Drei-viertel und mehr des Arzneimittelverkehrs ausmacht, so voll-kommen entrissen wird. Ebenso kann der Staat die Preisbemes-sung von Arzneimitteln nicht ganz den Fabrikanten überlassen, wie das bei den Spezialitäten tatsächlich der Fall ist.

Überblicken wir nochmals kurz die geschilderten Tatsachen, so müssen wir zur Überzeugung kommen, daß die Verhältnisse im Arzneimittelhandel zu einer Klärung gebracht werden müssen.

Der Leitsatz für eine solche kann nur der sein: dem Fabrikanten, was des Fabrikanten ist, dem Apotheker, was des Apothekers ist. Darüber muß noch in goldenen Lettern stehen: Salus populi — suprema lex.

Es ist nun Sache der beteiligten Kreise, zum gegebenen Augenblick gewappnet zu sein.

Der Staat muß einen zweckmäßigen Gesetzentwurf über das Spezialitäten- und Geheimmittelwesen und über den Verkehr mit Arzneimitteln außerhalb der Apotheke vorbereiten.

Der Ärztestand muß eine Art Überprüfungsstelle für neue Arzneimittel in verbesserter Auflage wie die letzte schaffen. In der Ausbildung des medizinischen Nachwuchses muß die materia medica neben der Diagnostik eine größere Bedeutung erlangen.

Der Apothekerstand soll einig und geschlossen durch Taten den festen Willen zeigen, daß dem Chaos und Wust auf dem Arzneimittelmarkt ein Ende bereitet werden muß; er muß vor allem der Herstellung von Arzneimitteln aller Art im eigenen Betriebe sich wieder gewachsen zeigen.

Es soll nicht verhehlt werden, daß manches Fabrikpräparat der gleichen, vom Apotheker hergestellten Arzneizubereitung überlegen ist. Dies kommt daher, daß der Apotheker nicht immer bemüht war, den wissenschaftlichen Fortschritten zu folgen. Der Fabrikant verrichtet vielfach die Kopf- und Handarbeit, der Apotheker war in diesen Fällen nur der Handlanger des Fabrikanten. Das muß anders werden; das kann anders werden, wenn der frisch bereiteten Arznei der vorderste Platz, wenn der Haltbarkeit der Arzneizubereitungen und damit dem therapeutischen Wert die gebührende Bedeutung in der Arzneiversorgung eingeräumt wird.

Um den Kollegen zu zeigen, daß die Arzneizubereitungen, die wir täglich in Rezeptur und Defektur anzufertigen haben, auf einen höheren therapeutischen Wert zu bringen sind, um sie in jeder Hinsicht den Fabrikpräparaten ebenbürtig zu gestalten, um den Beweis zu erbringen, daß unsere galenischen Zubereitungen einer Auffrischung fähig sind und diese brauchen, um den Kollegen zu demonstrieren, wie einzelne Kapitel von Arzneizubereitungen fachwissenschaftlich zu bearbeiten sind, um den Kollegen Hinweise zu geben, wie auch einige medizinische Fachkenntnisse für den Apotheker zur Beurteilung von Arzneizubereitungen notwendig sind und zu guter Letzt, um das Kapitel „Normung" in einer anderen Auflage zu bringen, habe ich versucht, eine Reihe von fachwissenschaftlichen Artikeln im vorstehenden Sinne zu bearbeiten.

Die Veröffentlichungen haben die Errungenschaften des neuen Arzneibuches, das zu gleicher Zeit in Bearbeitung stand, zum Teil schon abgeschlossen war, mitbenutzt. Die Artikel sollen nicht eine Art Kommentar darstellen; dies ist schon daraus zu entnehmen, daß ich zum Teil im Gegensatz zu den im Arzneibuche niedergelegten Ansichten stehe. Es war mir nicht immer möglich, mich der Arzneibuchvorschrift anzuschließen. Es wurden hier eine Menge von Fragestellungen aufgeworfen, auf die ein Arzneibuch überhaupt nicht eingehen kann.

Mögen die Abhandlungen den Zweck erfüllen, dem Fachgenossen neue Anregung bei der Anfertigung seiner Arzneizubereitungen zu geben, ihn zur Vornahme von Verbesserungen bei der Herstellung seiner Eigenpräparate aufzumuntern, ihn von dem Erwerb minderwertiger galenischer Präparate abzuhalten, ihn zu veranlassen, stets seiner Kundschaft Qualitätsware zu verkaufen.

Bei der Pflege der Arzneiversorgung in diesem Sinne wird die Pharmazie einen neuen Aufstieg, der Stand erneutes Ansehen gewinnen.

I. Dekokte und Infuse.

Wohl keine der galenischen Zubereitungen wird in der Apotheke mit so wenig Verständnis und Liebe hergestellt als das Decoctum und das Infusum. In den Arzneibüchern der verschiedenen Länder hat man wohl gewisse Richtlinien bezüglich des Erhitzens, der Dauer des Erhitzens und des Kolierens gegeben; daneben aber hat man viel wichtigere Fragen unberücksichtigt gelassen und es dem Ermessen der einzelnen Apotheker anheimgegeben, nach Gutdünken zu verfahren. Daher kommt es, daß das Decoctum und Infusum in der Apotheke mehr denn als eine küchenmäßige, weniger als eine fachwissenschaftliche Zubereitung zu gelten hat.

Es war schon längst mein Streben, von verschiedenen Fachgenossen neue Unterlagen, die sich auf dieses Thema beziehen, zu sammeln. Diese Mitteilungen liefen nicht nur sehr spärlich ein, sie bewegten sich noch dazu alle im alten Fahrwasser. Nur eine behandelt das Thema auf meinen Fragebogen hin erschöpfend, und diese muß, da sie von einem Manne stammt, der auf diesem Gebiete Erfahrung und Sachkenntnis besaß wie kein anderer Fachgenosse, als sehr erfreulich bezeichnet werden. Sie kam aus der Feder des leider zu früh verstorbenen Kollegen Dr. Georg Fromme, Schweizer Apotheke, Frankfurt a. M.

In Tabelle 1 und 2 ist die Antwort auf meinen Fragebogen zusammengestellt.

In nachstehenden Tabellen gibt uns Fromme gleichsam Hinweise, wie wir bei der Bereitung von Dekokten und Infusen zu verfahren haben.

Wir müssen uns nämlich immer fragen, welche therapeutisch wichtigen Stoffe in den zu bearbeitenden Pflanzenteilen enthalten sind. Und dann erst kann eine Entscheidung über die Frage der Zubereitung getroffen werden.

Man kann die getrockneten Pflanzenteile kurz in drei Gruppen einteilen:

1. in solche, welche ätherische Öle, Balsame, Harze und mehr oder weniger indifferente Inhaltsstoffe,

2. solche, welche Alkaloide, und

3. solche, welche Glykoside und Saponine enthalten.

Wenn man die Eigenschaften dieser drei hier aufgezählten Stoffe kennt, so wird man sich sofort klar sein, daß bei jeder dieser Gruppen eine andere Herstellungsweise der Dekokte oder doch Modifikationen in der Bereitung einzutreten haben.

Im nachfolgenden will ich versuchen, auf die einzelnen Abschnitte bei der Bereitungsweise von Dekokten und Infusen einzugehen und gegebenenfalls neue Vorschläge zu unterbreiten.

Tabelle 1.

Antwort des Kollegen Dr. Georg Fromme†, Frankfurt am Main, auf meinen Fragebogen.

Als Dekokte sind zu behandeln:

Name der Drogen	Speciesform	Bereitungsweise	Kolieren	Filtrieren
Althaea	üblich geschnittene Form	$^{1}/_{2}$ Std. kalt ausziehen nach vorh. Abspülen	durch Seihtuch	nicht erforderlich
Linum	ganz	ebenso	do.	do.
Condurango	minutim conc.	$^{1}/_{2}$ Std. mazerieren, $^{1}/_{4}$ Std. Dampfbad	erkalten lassen	do.
Frangula, Granatum, Senega, Tormentilla, Uva Ursi	minutim conc.	$^{1}/_{2}$ Std. Dampfbad	heiß	do.
Colombo, Myrtillum, Quercus, Quillaja, Ratanhia, Saponaria, Sarsaparillum	conc.	$^{1}/_{2}$ Std. Dampfbad	heiß	do.
Liquiritia	minutim conc.	$^{1}/_{2}$ Std. unter öfterem Umschütteln mit Zusatz von Liqu. Ammon. caust. 0,5/20 kalt ausz.	—	do.
Salep.	pulv. groß. mit Sacch. Lactis mischen	mit 10 facher Menge kaltem Wasser im Glase umschütteln und dann nach und nach kochendes Wasser unter dauerndem Schütteln zusetzen	—	—

Tabelle 2.

Antwort des Kollegen Dr. Georg Fromme†, Frankfurt am Main, auf meinen Fragebogen.

Als Infuse sind zu behandeln:

Name der Drogen	Species-form	Bereitungsweise	Ko-lieren	Filtrieren
Bulbus Scillae, Calmus, Jaborandum, Lobelia, Malva, Matiko, Mentha piperit. Papaver, Rheum, Salvia, Thymus, Tilia	conc.	heiß übergießen, dann 5 Minuten Dampfbad	kalt	nicht nötig
Cascarilla, Gentiana, Ipecacuanha, Secale, Valeriana	minutim conc.	heiß übergießen, dann 5 Minuten Dampfbad	kalt	do.
China	pulv. groß.	mit saurem Wasser in einer Porzellanbüchse übergießen, $^1/_2$ Std. lang kochen lassen	heiß	nicht filtrieren, umgeschüttelt zu gebrauchen
Convallaria, Digitalis	conc. pulv. groß. titr.	heiß übergießen, dann 5 Minuten Dampfbad	kalt	NB. 10 % Alkoholzusatz zu empfehlen zwecks Haltbarkeit (Focke)
Senna	conc.	wenn immer genügend Zeit zu Gebote steht, so ist eine Herstellung durch 3—4 stündige Mazeration zu empfehlen	kalt	nicht nötig

1. Zerkleinern der Pflanzenteile.

Bevor man an das Ausziehen von Pflanzenteilen geht, müssen diese zunächst zweckmäßig zerkleinert werden. Der Grad der Zerkleinerung ist nach nebenstehender Tabelle verschieden zu gestalten. Es ist klar, je kleiner die Pflanzenteilchen sind, desto rascher können die Flüssigkeiten in die Zellen eindringen, desto leichter werden die gelösten Zellbestandteile herausdiffundieren. Ebenso bekannt ist nach den Erfahrungen der Praxis, daß die Teilchen nicht zu klein sein dürfen, da das feine Pulver beim Verarbeiten und Kolieren störend wirkt. Man wählt daher am besten feingeschnittene Pflanzenteile (etwa Sieb III), wie man solche beim Passieren einer Schrotmühle (z. B. Mutterkornmühle) erhält. Ferner halte ich es für höchst zweckmäßig, wenn diese Art der Schrotung, wie beim Mutterkorn, erst kurz vor dem Gebrauche stattfindet. Denn der Luft- und Lichteinfluß beim Lagern von Pflanzenteilen, speziell im fein verkleinerten Zustande, und ebenso die Möglichkeit einer Verflüchtigung vorhandener flüchtiger Bestandteile darf nicht unterschätzt werden.

2. Anfeuchten der Pflanzenteile.

Neben der zweckmäßigen Zerkleinerung der Drogen zur Bereitung von Dekokten und Infusen kommt dem Anfeuchten der Pflanzenteile eine nicht unbedeutende Rolle zu. Man kann im Apothekenbetrieb nicht selten bemerken, daß im Drange der Geschäfte vergessen wird, das angesetzte Dekokt oder Infus öfters, wie es Vorschrift wäre, umzurühren. Man kann infolgedessen noch nach 5—10 Minuten die Pflanzenteile nicht ganz durchfeuchtet an der Oberfläche schwimmend oder an den Wandungen der Infundierbüchse haftend vorfinden. Dieser Übelstand läßt sich glatt vermeiden, wenn man die feingeschnittenen Pflanzenteile in eine Reibschale gibt, mit wenigen Tropfen Wasser anfeuchtet und mit dem Pistille kräftig durcharbeitet. Man erhält dadurch eine gleichmäßige feuchte Masse. Man verfährt also ähnlich wie bei der Herstellung von Fluidextrakten, wenn man dort das grobe Pulver mit dem Menstrum anfeuchtet und 12 Stunden in einem Gefäße bedeckt quellen läßt.

Das Verfahren zur Herstellung der Fluidextrakte ist so ideal, daß es verdient, möglichst vielseitig in der Pharmazie angewandt zu werden, da man mit wenig Menstrum ohne schädigende Eingriffe die Hauptmenge der Zellinhaltsstoffe aus den Drogen herauszuholen vermag. Für die Qualität der Auszüge hat das Verfahren zur Herstellung von Fluidextrakten so große Vorteile, daß ich nicht umhin kann, denjenigen Abschnitt, den man bei der Bereitung der Fluidextrakte als „Vorlauf" benannt hat, auch bei der Bereitung von Dekokten und Infusen in gewissen Fällen in Vorschlag zu bringen. Wie man dort die angefeuchteten Pflanzenteile mit dem Fluidum bedeckt, 48 Stunden mazeriert und dann den Vorlauf gewinnt, ebenso kann man auch hier in viel kürzerer Zeit, wie wir an Beispielen ersehen werden, **auf kaltem Wege** zu einem konzentrierten Auszuge gelangen.

3. Herstellung eines Vorlaufes.

Man gibt zu diesem Zwecke zu den im Mörser zuerst durchfeuchteten Pflanzenteilen soviel Wasser, bis die Droge ganz schwach damit bedeckt ist, arbeitet dann die Masse mit dem Pistille fleißig durch und erzielt wie bei den Fluidextrakten einen konzentrierten Pflanzensaft (Vorlauf). Der hier in der Pflanzenzelle stattfindende Vorgang dürfte vielleicht folgender sein: Durch das Anfeuchten der Pflanzenteile mit nur wenigen Tropfen Wasser entsteht eine konzentrierte Zellsaftflüssigkeit, mit Hilfe dieser und nach Bedecken mit wenig Wasser wird eine Menge weiterer Zellinhaltsstoffe in Lösung gehen. Diese Lösung wird beschleunigt und wesentlich verbessert, wenn man fleißig mit dem Pistille die Masse durcharbeitet. Bei diesem Durcharbeiten gewinnt man den Eindruck, daß die durchfeuchteten Pflanzenteile wie ein Schwamm beim Aufdrücken die Flüssigkeit abgeben, beim Nachlassen des Druckes wieder einsaugen. Gerade durch dieses Spiel des Aus- und Einsaugens erzielt man einen hochkonzentrierten Auszug, der unter geeigneten Bedingungen abzupressen und durch Nachtropfen von Wasser und gleichzeitigem öfteren Ausdrücken getrennt von den Pflanzenteilen zu gewinnen ist.

Kehren wir zu der alten bisherigen Infundiermethode zurück und vergegenwärtigen uns, wie hier die Vorgänge sich abspielen. Hier kommen die Pflanzenteile sofort in siedendes Wasser und werden bei Siedehitze weiter erwärmt. Durch den Einfluß von Siedehitze muß zunächst eine Gerinnung der Pektinstoffe und der Glykoside eintreten. In diesem Gerinnungszustande werden die Glykoside nicht oder nur schlecht durch die Zellmembran diffundieren. Nun besteht allerdings die Möglichkeit, daß die Glykoside beim Erkalten wieder in Lösung gehen und dann durch die Zellmembran hindurchdringen. Wann aber dieser Zustand der Lösung eingetreten ist, kann man schlechthin nicht erkennen, und gerade die Unsicherheit der Löslichkeit der Glykoside verleiht dem kalten Verfahren den weit größeren Vorzug. An einem Beispiele lassen sich diese Verhältnisse vielleicht besser veranschaulichen.

Die uns sehr bekannte essigsaure Tonerde geht beim Erhitzen mit 0,2 Kaliumsulfat in den Gelzustand über; beim Erkalten soll wieder Lösung eintreten. Dieser Übergang in den Lösungszustand findet aber so träge statt, und nicht selten findet man noch nach Stunden Flocken vor. Als weiteres Beispiel führe ich die später erwähnten Versuche mit Folia Digitalis und den dort geführten Nachweis an, daß die Digitalisglykoside infolge heißen Filtrierens des Infuses bedeutend vermindert werden.

Um nun diese vorstehenden Vorschläge praktisch zu erproben, wurden folgende Versuche angestellt:

Versuch I. A. 10 g Herba Menthae pip. wurden durch die Mutterkornmühle geschickt, im Mörser während der Dauer von 5 Minuten mit sehr wenig Wasser angefeuchtet, dann mit Wasser schwach bedeckt und während weiterer 10 Minuten öfters durchgeknetet. Die Masse wurde schließlich in ein Mullstück eingeschlagen und verschnürt, in einen bekannten Suppenseiher eingelegt und durch Aufdrücken mit dem Pistille der Zellsaft ausgepreßt. Durch wiederholtes Auftropfen von kleinen Mengen Wasser auf den Preßkuchen und nachfolgendem Ausdrücken mit dem Pistille wurden insgesamt 150 ccm Flüssigkeit erhalten.

B. 10 g Herba Menthae pip. concis. wurden nach dem Infundierverfahren mit heißem Wasser übergossen, 5 Minuten im Dampfbade erhitzt und nach dem Erkalten ad colaturum 150 ccm gebracht.

A zeigte 1,568 g und B 1,626 g Trockenrückstand pro 100 ccm Flüssigkeit.

Versuch II. A. 15 g Fol. Sennae wurden wie in Versuch I A behandelt; nur mußten hier wegen des Schleimgehaltes der Blätter nach dem Durchkneten etwas größere Mengen Wasser angewandt werden.

B. 15 g Fol. Sennae conc. wurden als Infusum auf 150 Kolatur verarbeitet.

A ergab 3,588 g und B 2,806 g Trockenrückstand pro 100 ccm Flüssigkeit. Die Abführwirkung zeigte sich bei der gleichen Person bei A nach 4 Stunden, mit B nach 6 Stunden.

Versuch III. A. 1 g Fol. Digitalis titr. pulv. gross. wie in Versuch A I zu einem kalten Auszug ad colaturam 100,0 verarbeitet. An Stelle des Seihers wurde hier bei der kleinen Menge Pulver mit Vorteil ein Nutschentrichter aus Porzellan verwendet.

B. 1 g Fol. Digit. titr. pulv. gross. wurde vorschriftsmäßig infundiert und die Kolatur auf 100 ccm gebracht.

Von diesen beiden Zubereitungen wurde auf biologischem Wege nach dem von mir schon öfters angewandten Einstunden-Verfahren von Hale der Giftwert festgestellt:

Die tödliche Dosis wurde pro Gramm Frosch (Temporarien) bei A = in einer Verdünnung von 1:40; bei B von 1:30 ermittelt. Das kaltbereitete Infus zeigt also höheren Giftwert.

Versuch IV. A = 15 g Fol. Belladonnae wurden wie in Versuch I A verarbeitet und schließlich auf eine Kolatur von 100 ccm gebracht.

B = 15 g Fol. Belladonnae conc. wurden vorschriftsmäßig infundiert und auf eine Kolatur von 100 ccm aufgefüllt.

In beiden Flüssigkeiten wurde dann der Alkaloidgehalt ermittelt. Dieser betrug in A = 0,02004 Hyoscyamin für 15 g Folia, in B = 0,02223 Hyoscyamin für 15 g Folia.

Aus diesen wenigen Versuchen ist übereinstimmend zu ersehen, daß in der Kälte durch Mazeration unter den hier näher beschriebenen Bedingungen nach Bereitungsart der Fluidextrakte annähernd ähnliche gehaltsreiche Auszüge erhalten werden als durch Hitzeanwendung. Der große Vorteil im ersteren Falle besteht, wie schon erwähnt, nur darin, daß alle in der trockenen Droge vorhandenen Inhaltsstoffe möglichst unbeeinflußt, unzerstört, unzersetzt in den Auszug übergegangen sind, während man durch den Einfluß von Siedehitze mit einer Anzahl von Zersetzungen, Gerinnung und einer nicht wieder eintretenden Löslichkeit der Stoffe zu rechnen hat.

Diese Tatsache, daß ein großer Teil aller Pflanzenextraktivstoffe in den kalten Vorlauf mit übergeht, dürfen wir bei der Herstellung von Dekokten und Infusen, bei denen glykosidhaltige Drogen zu verarbeiten sind, nicht mehr unberücksichtigt lassen, und zwar aus dem einfachen Grunde, weil wir in den kalten Auszug den größten Teil der Glykoside unzersetzt hineinbekommen, während wir beim Ausziehen in der Hitze Gefahr laufen, daß die Glykoside gerinnen und in diesem Zustande von der Zellmembran zurückgehalten oder adsorbiert werden, oder daß die Glykoside als wirkliche Kolloide im Laufe des Abkühlungsprozesses noch nicht genügend Zeit gehabt haben, in den löslichen Zustand sich zurückzuverwandeln.

4. Dampfbehandlung.

Ich würde daher vorschlagen, bei der Herstellung von Dekokten und Infusen derjenigen Drogen, welche Glykoside oder ganz empfindliche Stoffe enthalten, außer der von mir empfohlenen Anfeuchtung in der Reibschale darauffolgend eine Durchnetzung und Durchknetung mit wenig Wasser folgen zu lassen, ferner den durch Ausdrücken erhaltenen Preßrückstand bis zu einem Drittel des verlangten Flüssigkeitvolumens nachzuwaschen (Saft I) und schließlich den so vorbehandelten Preßrückstand erst der Dampfbehandlung zu unterziehen und Saft I und Auszug II zu vereinigen. Das Endprodukt wird ein hochwertiges Dekokt und Infusum sein.

5. Kolieren.

Einer pharmazeutischen Arbeit muß hier bei der Herstellung von Dekokten und Infusen insonderheit gedacht werden, nämlich des Kolieren und Filtrierens.

Zur Trennung des Auszuges von dem extrahierten Drogenrückstand bediente man sich seit alters her eines Tuches, des sog. Koliertuches. Zum Kolieren für grobe Drogenteile verwendet man Baumwollstoff, für feinere Flanellstoff. Aus Gründen der Sauberkeit ist man heute fast überall dazu übergegangen, eine oder zwei Lagen von Verbandmull oder einen Kolierapparat mit Wattescheibchen als Einlage zu benutzen, welche wegen ihrer Billigkeit jedesmal erneuert werden. Welcher von beiden Arten der Vorzug gebührt, diese Frage ist nur von Fall zu Fall zu entscheiden. Es kommt hier wieder lediglich auf den Kolloidzustand der zu kolierenden Drogenauszüge an. Wenn nur Auszüge von ätherischen oder harzigen Bestandteilen oder Alkaloidauszüge ohne Glykosidbeimengungen koliert werden sollen, so ist die Wattescheibe am Platze. Sobald aber Glykoside in den Auszügen enthalten sind, so ziehe man unbedingt beim Kolieren die Verwendung von Mull vor.

Der deutsche Apotheker legt irrtümlich zu großen Wert darauf, ganz blanke Mixturen an die Kundschaft abzugeben. Um dieses Ziel zu erreichen, läßt er es sich viel Arbeit und Zeit kosten. Er nimmt häufig eine Filtration durch Filtrierpapier vor, setzt sogar noch Schönungsmittel hinzu, filtriert, um Zeit zu sparen, heiß usw. Es muß hier nachdrücklich betont werden, daß diese Manipulationen meistens große Fehler sind, daß durch dieses Streben nach Sauberkeit am unrichtigen Platze nicht unerheblich wirksame Stoffe ganz oder teilweise mitentfernt werden können. Eines der bekanntesten Beispiele in dieser Hinsicht ist das Infusum Digitalis. Focke hat schon vor Jahren experimentell nachweisen können, daß beim Kolieren des Digitalisauszuges durch Filtration durch Filtrierpapier eine nicht unerhebliche Menge wirksamer Digitalisglykoside entfernt werden kann. Und trotzdem wird dieses Verfahren noch immer häufig in Apotheken angewandt. Um diese, gerade bei Digitalis für den Apotheker so wichtigen Verhältnisse recht anschaulich vor Augen zu führen, habe ich folgende drei Versuche angestellt.

Versuch A. 1 g Fol. Digitalis titr. pulv. gross. wurde kalt behandelt, wie in obigem Versuch III A. — Giftwert = 1:40.

Versuch B. 1 g Fol. Digitalis titr. pulv. gross. infundiert und dann sofort heiß durch Filtrierpapier filtriert. — Giftwert = 1:20.

Versuch C. Mit 1 g Fol. Digitalis titr. pulv. gross. Zuerst kalter Auszug mit $^1/_3$ Flüssigkeit gemacht, dann Preßrückstand mit $^2/_3$ Flüssigkeit infundiert, nach dem Erkalten koliert und mit dem 1. Auszuge vereinigt. — Giftwert = 1:30.

Deutlicher könnten die Verhältnisse, speziell der Einfluß des heißen Filtrierens, nicht dargestellt werden.

Wenn ich vorstehende Ausführungen nochmals kurz zusammenfassen darf, so hat der Apotheker bei der Bereitung der Dekokte und Infuse auf drei Gruppen von Pflanzenstoffen Rücksicht zu nehmen.

Erste Gruppe der Drogen, mit ätherischen Ölen, Harzen, Balsamen usw. als Inhaltsstoffe. Diese Drogen wird er am zweckmäßigsten mit 50% Alkohol in der Reibschale anfeuchten und dann lege artis ein Infus herstellen.

Zweite Gruppe alkaloidhaltige Drogen. Wenn neben den Alkaloiden in den Drogen keine Glykoside vorhanden sind, so werden zunächst in der Reibschale die Pflanzenteile mit Wasser angefeuchtet und dann mit Zusatz von 1% Weinsäure oder Salzsäure lege artis ein Infus bereitet.

Sollten neben den Alkaloiden noch Glykoside zugegen sein, so stelle man einen kalten Vorlauf mit $^1/_3$ der vorgeschriebenen Flüssigkeit her, den Preßrückstand infundiere man mit $^2/_3$ der vorgeschriebenen Flüssigkeit lege artis ohne Säurezusatz.

Dritte Gruppe. Glykosidhaltige Drogen. Bei diesen Drogen verfahre man wie oben beschrieben, indem man zunächst mit $^1/_3$ der vorgeschriebenen Flüssigkeit einen Vorlauf bereite und dann erst mit dem Drogenrückstand und $^2/_3$ der vorgeschriebenen Flüssigkeit die Dampfbehandlung folgen lasse. Diese Methode wende man auch in allen zweifelhaften Fällen an, in denen man nicht sicher weiß, ob zersetzliche Stoffe vorliegen oder nicht. Variationen werden von Fall zu Fall immer noch notwendig sein.

Im vorstehenden habe ich versucht, für eine alte, besser gesagt, veraltete pharmazeutische Zubereitung, für die Bereitung von Dekokten und Infusen neue Anregungen zu geben. Wenn diese zu weiteren Versuchen oder zum Ausbau der Herstellung von Dekokten und Infusen beitragen sollten, und dadurch schließlich die Ordination von Infusen durch die Ärzte wieder mehr als früher eingeführt werden könnte, so ist der Zweck dieser Zeilen erfüllt. Mit einem frischen und zugleich auf wissenschaftlicher Basis bereiteten Pflanzenauszuge bekommt der Patient sicher mindestens eine ebenso gute Arznei als mit einem alkoholischen Pflanzenauszug aus der Fabrik, der schon monatelang beim Zwischenhändler und Apotheker gelagert hat. Daß für den Aufwand von Arbeit nach dem oben angegebenen Verfahren die Taxe eine höhere Arbeitsposition einsetzen muß, ist selbstverständlich.

Hinweise auf neuere Bearbeitungen.

Awe, W.: Apoth. Ztg **1927**, 805.
Eschenbrenner, H.: Pharm. Ztg **1927**, 11. u. 27.
Horkheimer: Süddtsch. Apoth. Ztg **1928**, Nr 8.
Koffler u. Adam: Ref. Pharm. Ztg **1928**, 188.
Otto: Süddtsch. Apoth. Ztg **1928**, Nr 43.

II. Extrakte.

Keine pharmazeutische Zubereitung des Arzneibuches bedarf einer so durchgreifenden Neubearbeitung wie die Extrakte. Zählen doch die Extrakte zu den ältesten Präparaten in der Apotheke, und für ihre Auffrischung ist in den langen Jahrzehnten herzlich wenig geschehen. Man hat sie meist in der alten Form wieder in die neuen Pharmakopöen aufgenommen.

Die Extrakte sind eingedickte Pflanzenauszüge. Als solche sind sie gewissermaßen zu vergleichen mit Zubereitungen in der Nahrungsmittelbranche, nämlich mit den Gelees und Marmeladen des Handels. Sicher haben die Vorfahren unseres Standes diese Genußmittel sich als Vorbild genommen und versucht, die Pflanzenauszüge auf die gleiche Art in eine haltbare Form zu bringen.

Wenn die Hausfrau ihre Fruchtkonserve höchst vorsichtig auf offenem Feuer, der Fabrikant diese unter Dampfdruck bisher eingedickt hat, so war das gut, solange man keine bessere technische Bereitungsart kannte. Heute aber, nachdem man die Vakuumeindampfung und deren Vorzüge zu schätzen gelernt hat, wird vom Fabrikanten jede bessere Qualität von Marmelade nur nach dieser verbesserten Bereitungsart hergestellt werden. Wenn schon bei der Herstellung von Nahrungsmitteln solche verbesserte Verfahren eingeschlagen werden, um so weniger darf der Apotheker vor der Benutzung dieser Methoden Halt machen, sondern muß sie bei der Darstellung seiner Präparate im erhöhten Grade berücksichtigen, zumal in diesen pflanzlichen Auszügen meist therapeutisch wertvollere Stoffe als in den Marmeladen vorhanden sind. Stoffe, welche durch das Eindampfen im Dampfbad und durch das gleichzeitige Einrühren von Luft irgendeine Schädigung oder eine Einbuße ihrer Wirksamkeit erleiden müssen.

Was ich beim Kapitel „Dekokte und Infuse" über zweckmäßige Zubereitung von Drogen geschrieben habe, gilt in gleichem

Sinne auch hier. Der Apotheker muß sich immer fragen: welche therapeutisch wichtigen Inhaltsstoffe liegen vor, wie sind diese zu behandeln, daß keine Schädigung eintritt, welche Umsetzungen können beim Lagern, beim Verarbeiten und nach dem Verarbeiten noch stattfinden, welches ist die zweckmäßigste Dauerform, bei der möglichst geringe Spaltungen und Änderungen zu erwarten sind?

In den Pflanzenzellen sind folgende Stoffe als therapeutisch wichtige anzusprechen: Ätherische Öle, Balsame, Harze, Bitterstoffe, Gerbstoffe, Alkaloide, Glykoside, Tannoglykoside, Oxymethylanthrachinone, Vitamine.

In den Pflanzenauszügen sind ganz besonders — und zwar mehr als das gewöhnlich von seiten der Fachgenossen geschieht — die enzymatischen Vorgänge zu bewerten. Daß das ganze Leben der Pflanzen neben den Atmungs- und Assimilationserscheinungen im Auf- und Abbau durch enzymatische Umsetzungen vor sich geht, ist eine bekannte Tatsache; hat sich doch sogar die alkoholische Gärung, die man früher streng an das Leben der Zelle gebunden glaubte, als ein solcher enzymatischer Vorgang erwiesen. In den Pflanzenzellen können sich folgende enzymatische Vorgänge abspielen: oxydierende, peroxydierende, reduzierende, tryptische, proteolytische, invertierende, diastatische, Maltose-, Melibiose-, glykogenzerlegende, gärungserregende, glykosidspaltende, Katalase bewirkende Enzyme, Labfermente usw.

Alle diese Enzymvorgänge in den Pflanzenzellen kann man vorübergehend dadurch unterbinden, daß man die Pflanzen in geeigneten Trocknungsvorrichtungen einem raschen, aber zugleich vorsichtigen Trocknungsprozeß unterwirft oder mit anderen Worten den Pflanzenzellen das vorhandene Wasser entzieht. Diese Enzymvorgänge treten aber in den eingetrockneten Pflanzenteilen, in den sog. Drogen, sofort wieder in Aktion, sobald genügend Feuchtigkeit bzw. Wasser vorhanden ist. Man muß sich daher in nicht vollständig trockenen Pflanzenteilen, um so mehr in wäßrigen Pflanzenauszügen einen fortwährenden Wechsel von enzymatischen Vorgängen vorstellen, je nachdem für den betreffenden Enzymvorgang genügend Feuchtigkeit zugegen ist oder andere Faktoren vorherrschen oder nicht. Derjenige Enzymvorgang wird stets die Oberhand gewinnen, für den jeweils die günstigsten Bedingungen vorliegen.

Die dicken und dünnen Extrakte des Arzneibuches mit einem Gehalte von 20—30% Wasser besitzen die günstigsten Vorbedingungen für solche enzymatische Zersetzungen. Es können außerdem in ihnen saure Gärungen entstehen oder sie können ver-

schimmeln, Erscheinungen, wie wir sie gewöhnlich bei Nahrungsmitteln beobachten. Sie können aber auch umgekehrt eintrocknen
und dadurch einen anderen Gehalt an wirksamen Stoffen, wie z. B.
an Alkaloiden, zeigen. Es ist daher nicht verwunderlich, wenn
einer unserer ersten Pharmakologen die Extrakte des Arzneibuches als Schmieren bezeichnet. Jedenfalls fehlt diesen Präparaten jede wissenschaftliche Grundlage, und von diesem Ge-
sichtspunkt aus betrachtet müssen sie als die unglücklichste Form
der in der pharmazeutischen Praxis hergestellten Dauerpräparate
bezeichnet werden. Niemand dürfte dem Verschwinden dieser
alten Arzneiform aus dem Arzneibuch eine Träne nachweinen.

Fasse ich die Mängel der alten Extraktform nochmals kurz zusammen, so sind es nicht nur Erscheinungen äußerlicher Art, sondern hauptsächlich Vorgänge im Innern dieser Zubereitungen infolge Auftretens von hydrolytischen
Spaltungen und dadurch wieder infolge Einbuße des
Wirkungsgrades.

Um diesen pflanzlichen Auszügen eine haltbare Form zu geben,
die Extraktzubereitungen therapeutisch zu verbessern, derartige
Bestrebungen können nur dadurch erzielt werden, daß man einen
Zustand schafft, der vor allem die enzymatischen Zersetzungen
ausschaltet. Dieses Ziel kann wieder nur allein durch die Überführung in eine trockene Form erreicht werden. Wie in der getrockneten Pflanze, also in der Droge, durch Wegschaffen des
Wassers ein haltbarer Dauerzustand geschaffen worden ist, ebenso
können wir mit den Auszügen der gleichen Pflanzen eine Art
Trockenkonserve herstellen, die wie jene zwar noch einer weiteren
sorgsamen Behandlung bedarf, aber als solche ihre Aufgabe zu
erfüllen vermag. Die so eingetrockneten Pflanzenauszüge müssen
selbstverständlich infolge des reichlichen Salzgehaltes, speziell an
sauren phosphorsauren Kalisalzen, die unangenehme Eigenschaft
zeigen, leicht und schnell Feuchtigkeit anzuziehen und zusammen-
zukleben. Dieser Übelstand wird aber aufgewogen durch die wichtige Tatsache, daß der therapeutische Wert durch das Eintrocknen
erhalten werden kann.

Alle Bearbeiter, die sich eingehender mit diesem Thema befaßt
haben, sind zu der gleichen Erkenntnis gelangt, daß nur die Überführung der Extraktauszüge in trockene Form die zweckmäßigste
Art dieser Zubereitungen sein kann. An erster Stelle sei hier
Prof. Tschirch-Bern genannt, der in der Pharm. Zentralhalle
1925, S. 551 schreibt: „Ich habe empfohlen, die Extracta spissa
aus dem Arzneibuche ganz zu streichen und nur fluida und sicca
aufzunehmen. Aber auch bei der Darstellung dieser muß mög-

lichst schonend vorgegangen, jedenfalls das Vakuum obligatorisch
gemacht werden. Und dies gilt nun nicht nur für die Glykosid-
drogen, sondern auch für die Alkaloide enthaltenden usw." Die
beiden Herren Dr. Golaz-Vevey und Dr. Siegfried-Zofingen,
welche für das neue Schweizer Arzneibuch die Kapitel „Extrakte"
zu bearbeiten haben, teilen in der Schweizer Apoth.-Ztg. 1925,
S. 642f. mit: „Wir sind dazu übergegangen, aus einigen flüssigen
Extrakten durch Eindampfen im Vakuum Sicca darzustellen,
welche, richtig aufbewahrt, fast unbegrenzt haltbar sind und aus
welchen dann Lösungen, Tinkturen, Sirupe usw. dargestellt werden
können."

Aus all diesen Angaben geht zur Genüge klar hervor, daß die
neuen Arzneibücher, wenn sie den wissenschaftlichen Fortschritten
folgen wollen, die Pflanzenauszüge nicht mehr in der Form eines
dicken oder dünnen Extraktes herausbringen dürfen, **sondern
nur in der Form eines Trockenpräparates.** Die Kollegen
haben sich an die Verwendung, Verarbeitung und Aufbewahrung
der trockenen Extrakte des alten Arzneibuches, wie Aloe, Opium,
Rheum, Strychnus, gewöhnt; warum sollten sie sich nicht mit der
Aufnahme weiterer neuer trockener Extrakte abfinden. Es wäre
nur noch eine Frage zu beantworten, ob diese neuen Extrakte
zweckmäßig mit einem Zusatz eines Trocknungsmittels gemischt
in Verkehr gelangen sollen oder nicht. Auf dieses Thema will ich
später zurückkommen.

A. Herstellung der Extraktauszüge.

Dieses wichtige Kapitel ist nicht kurz zu behandeln. Es bedarf
noch viel Arbeit von seiten der wissenschaftlichen Pharmazie, um
auf diesem großen Gebiete Klarheit zu schaffen. Sicher kann
man heute sagen, daß man nicht bei jeder Pflanze das gleiche Verfahren zur Extraktion anwenden darf, sondern daß hier mehr als
irgendwo anders von Fall zu Fall vorgegangen werden muß. In
Betracht kommen hier folgende Methoden:

1. Das frische Kraut wird zerquetscht, der Saft ausgepreßt,
der Preßrückstand dann mit Wasser oder evtl. mit Weingeist-
zusatz vollständig ausgelaugt. Dieses Verfahren, das früher bei
der Tinkturenbereitung teilweise angewandt wurde, heute noch
bei der Darstellung der homöopathischen Urtinkturen allgemein
Verwendung findet, hat seine großen Vorzüge vor anderen Methoden und sollte deshalb in vielen Fällen bevorzugt werden. Es
ist unstreitig das schonendste Verfahren. Auf diese Art wären
die frischen Pflanzenteile von Absinthium, Carduus benedictus,
Gentiana, Valeriana, Digitalis, Convallaria und Cola zu verarbeiten.

Unterzieht man diese frischen Pflanzenauszüge der Dialyse durch ein Kolloidfilter, so erhält man die sogenannten Dialysate des Handels, die sich mit Recht einen guten Platz im Arzneischatze erobert haben. Die wichtigsten Dialysate sind: Von den frischen Pflanzen Digitalis, Valeriana, Uva Ursi, Drosera, Salvia, Secale.

2. Will man die schädlichen Enzymwirkungen in der Pflanze ausschalten, so kann man das frische Pflanzenmaterial in zwei miteinander verbundenen Autoklaven, von denen in dem einen Alkoholdämpfe mit drei Atmosphären und im anderen das Pflanzenmaterial sich befindet, „stabilisieren" und hernach trocknen. Die Erhitzung muß bei mindestens 105° C erfolgen, da erst bei dieser Temperatur die Zerstörung der Enzyme eine vollkommene ist.

Das so stabilisierte und getrocknete Pflanzenmaterial kann lange Zeit aufbewahrt werden, ohne daß nennenswerte Veränderungen in der Qualität der Droge zu beobachten sind. Eine im Jahre 1914 von mir stabilisierte Digitalisdroge zeigt heute nach 12 Jahren noch fast ihren vollen Wirkungswert. Ein weiterer Vorzug des Stabilisierens besteht auch darin, daß die wässerigen Auszüge nicht so rasch verarbeitet werden müssen, weil man nicht Gefahr läuft, Vorgänge von enzymatischen Zersetzungen befürchten zu müssen. Dieses Verfahren kommt daher dann hauptsächlich in Frage, wenn die Enzymwirkung sofort unterbrochen werden soll (Digitalis, Gentiana, Cola) oder wenn das Pflanzenmaterial zur Erntezeit nicht sofort verarbeitet werden kann oder wenn die Fabrikationsstätten zu weit von den Gewinnungsstellen entfernt sind.

3. Am häufigsten wird derjenige Fall zu verzeichnen sein, daß man die frischen Pflanzen in geeigneten Trockenanlagen mit Ventilationseinrichtungen bei 35—40° C rasch trocknet und die so erhaltene Droge zwecks Extraktion mit Wasser oder mit Alkhol und Wasser in verschiedenen Mengenverhältnissen oder mit Zusätzen von Säuren oder Alkalien oder Glyzerin kalt, in vereinzelten Fällen heiß, auszieht und nach dem Abseihen oder Abpressen der Auszüge das Extrahieren noch einmal oder öfters wiederholt.

Gewisse Vorzüge bietet gegenüber dem einfachen Mazerieren die sogenannte Perkolation, die jedem Fachgenossen bekannt ist. Auf diesem Wege scheint das künftige Schweizer Arzneibuch seine trockenen Extrakte herstellen zu wollen. Zweckmäßiger als die Perkolation dürfte wieder die Reperkolation sein. Bei dieser Methode wird die gesamte zu verarbeitende Drogenmenge in mehrere Teilmengen abgeteilt und mit einer dieser Teilmengen wie bei der einfachen Perkolation ein Vorlauf und Nachläufe hergestellt. Diese Nachläufe werden dann jeweils zur Perkolation der anderen Teilmengen benutzt und jede Teilmenge mit weiteren Mengen Menstruum erschöpft. Das Verfahren ist sehr zeitraubend. Das Amerikanische Arzneibuch hat diese Methode verkürzt, indem es nur 3 Teilmengen vorschreibt und jeweils außer den Nachläufen zur Erschöpfung der zweiten und dritten Teilmenge von der Verwendung neuer Flüssigkeitsmengen absieht. Die amerikanische Methode erschöpft also die Droge nicht völlig.

Welche von den hier genannten Methoden zum Extrahieren die zweckmäßigste ist, kann erst nach reiflicher Überlegung entschieden werden. Als Flüssigkeitsmenstruum wähle man zum Extrahieren von Drogen, welche ätherische Öle, Harze, Bitterstoffe, Gerbstoffe enthalten, stärkeren Alkohol, zum Ausziehen von Drogen, welche Alkaloide aufweisen, verdünnten Alkohol, evtl. mit Zusatz von Weinsäure oder Salzsäure. Drogen, welche Glykoside und Saponine als Inhaltsstoffe besitzen, werden gleichfalls mit verdünntem Alkohol erschöpft, letztere evtl. mit Zusatz eines Alkalis. Zum Extrahieren der Drogen mit Wasser setze man dem Wasser Chloroform zu, das als Konservierungsmittel gute Dienste leistet. Als vortreffliches Lösungsmittel für gewisse Pflanzenstoffe gilt auch Glyzerin. Der Alkoholzusatz dient nicht bloß zum Lösen der Inhaltsstoffe, er muß oft während der sich mehrere Tage hinziehenden Extraktion konservierend wirken, damit keine fauligen oder sauren Gärungen entstehen; er muß teilweise bestimmte enzymatische Vorgänge unterbrechen und zurückhalten.

4. Bei der Besprechung des Kapitels „Extraktion von trockenen Pflanzenteilen" muß noch ein Verfahren genannt werden, das Verfahren von Dr. Bruns-Elberfeld[1]. Dieses Verfahren, das im Jahre 1910 in dem mir unterstellten Münchner Apothekenbetriebe rechts der Isar von Kollegen Kröber nachgeprüft wurde, besitzt unstreitig gewisse Vorteile gegenüber anderen. Es ist bedauerlich, daß die Vorzüge dieses Verfahrens nicht für die pharmazeutische Praxis nutzbar gemacht wurden. Abb. 1. stellt den Apparat dar.

Der Apparat wird an der Wand befestigt. Innerhalb des Preßraumes befindet sich je eine Siebplatte oben und unten; die Droge kommt in einen Preßbeutel. Bei *W* besteht eine weitere Abflußmöglichkeit, eine mit Stoff umgebene Siebplatte, deren Abflußrohre beim Pressen zusammengleiten. Außer dem Wasserdruck kann noch der Druck einer Druckpumpe angewandt werden.

Die ehemaligen Angaben von Dr. Bruns über den Einfluß des Druckes auf die Lösungsgeschwindigkeit der Pflanzen-

---

[1] Apotheker-Zeitung **1904** Nr 91 und Pharm. Zentralhalle **1910** 150.

inhaltsstoffe halte auch ich nicht für gegeben. Abgesehen von dieser irrtümlichen Annahme war der Gedanke Dr. Bruns', das Perkolationsverfahren zu verbessern, gut. Die Konstruktion des Apparates ist so geschickt gemacht, daß sie verdiente, in jedem größeren Apothekenlaboratorium eingeführt zu werden. Der Vorzug des Brunsschen Apparates besteht darin, daß die Pressung durch den angeschlossenen Wasserleitungsdruck geschieht, daß man nicht nach der Pressung das Preßgut herausnehmen und anfeuchten muß, sondern daß man aus dem Preßgut die Luft herausevakuieren und an Stelle von Luft Flüssigkeit einsaugen kann. Durch wiederholte Zusätze von Menstruum wird die Droge erneut extrahiert. Das Ausziehen und Pressen wird so oft wiederholt, bis die Droge ganz erschöpft ist. Der Brunssche Apparat ist also ein verbesserter Perkolator, in dem gleichzeitig ohne Mühewaltung extrahiert und die Flüssigkeit abgepreßt werden kann, in dem die Erschöpfung wesentlich beschleunigt wird.

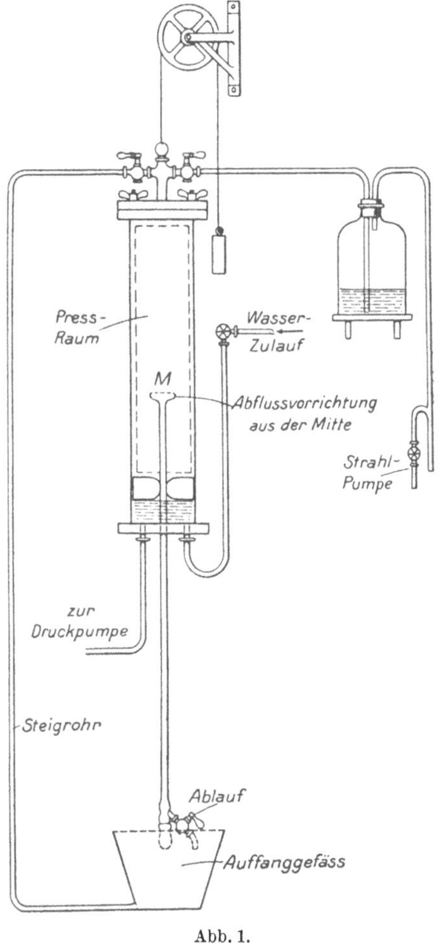

Abb. 1.

Selbstverständlich kann man mit einer Spindelpresse einen ähnlichen Erfolg erzielen. Der Unterschied zwischen beiden Methoden besteht aber darin, daß man dort das Preßgut im Apparat lassen kann; hier jedoch muß dieses zwecks neuer Anfeuchtung aus dem Preßkorb immer wieder herausgenommen werden.

Bei der Herstellung von Extraktauszügen kommt es ganz besonders darauf an, Arbeit, Zeit und damit Geld zu sparen. In dieser Hinsicht könnte ich mir kein zweckentsprechenderes Extraktionsverfahren ausdenken, als das von Dr. Bruns vorgeschlagene. Man erhält damit in möglichst kürzester Zeit konzentrierte Extraktflüssigkeiten. Diese verhältnismäßig kleinen Mengen lassen sich rasch einengen. Ich möchte deshalb die Brunssche Methode als das geeignetste Verfahren zur Herstellung der Extraktauszüge für Darstellung von Trockenextrakten in Vorschlag bringen, weil ich mir für diesen Zweck keine einfachere, schnellere und zweckmäßigere Darstellungsweise vorstellen kann als diese. Alle Vorzüge sind hier vereint.

Herzog[1] hat seinerzeit darauf hingewiesen, daß sich im Brunsschen Apparate gleichzeitig in der konzentrierten Lösung Stoffe mit auflösen können, die therapeutisch nicht erwünscht sind. Dem gleichen Übelstande — wenn wir ihn so nennen wollen — begegnen wir bei der Herstellung von Fluidextrakten im sogenannten Vorlauf, und trotzdem werden gerade diese Zubereitungen so sehr geschätzt.

5. Gewisse Pflanzenteile gewinnen ihre therapeutisch wertvollen Stoffe erst durch Fermentation. Hierher gehören Frangula, Cascara Sagrada, Fragaria, schwarzer Tee.

Daß bei diesen Drogen die Extraktion erst nach der genau durchgeführten Fermentation oder sofort anschließend vorzunehmen ist, braucht eigentlich nicht besonders erwähnt zu werden. Ob die Extraktion dieser Drogen mit Wasser, Wasser und Alkohol oder mit Alkohol allein durchzuführen ist, hängt wieder lediglich von dem Löslichkeitsvermögen der fraglichen Stoffe in diesen Lösungsmitteln ab.

B. Abdampfen der Pflanzenauszüge.

Hier muß jeweils streng auseinandergehalten werden, ob wir in den uns vorliegenden Drogenauszügen thermolabile oder thermostabile Stoffe in Händen haben. Es ist selbstverständlich vollkommen überflüssig, thermostabile Auszüge wie bei Frangula im luftverdünnten Raum unter allen Kautelen einzudampfen; umgekehrt müssen wir aber größten Wert darauf legen, thermolabile Pflanzenauszüge oder solche, von denen man nicht sicher weiß, ob sie thermolabil oder -stabil sind, nur im luftverdünnten Raum einzuengen. Unnötig dürfte auch erscheinen, die Pflanzenauszüge im Vakuum nur bis zu einem dicken Extrakt

---

[1] Pharm. Zentralhalle **1905**, S. 593.

einzuengen, wie dies das DAB. 6 vorschreibt. Man wird zwar durch das Eindampfen im luftverdünnten Raume die wirksamen Stoffe und die Enzyme anfangs im dicken Extrakte vollwertig aufgespeichert finden; dieser Vorteil aber wird durch die Möglichkeit der einsetzenden hydrolytischen Spaltungen bei dem noch reichlichen Wassergehalte der dicken Extrakte schnell verloren gehen.

Beim Eindampfen der Pflanzenauszüge auf dem Dampfbade muß noch einer Einrichtung gedacht werden, nämlich der „Rührvorrichtung". Nur durch ein Rührwerk ist es möglich, in angemessener Zeit größere Mengen von Pflanzenauszügen einengen zu können. Je besser die Rührvorrichtung konstruiert ist und funktioniert, in desto kürzerer Zeit wird die Einengung vollzogen sein.

Jede Rührvorrichtung verschlechtert die Qualität der Ware. Bekanntlich sind Hitze, Luft und Licht Faktoren, welche Oxydationsvorgänge in erhöhtem Maße begünstigen. In den Pflanzenauszügen befinden sich die organischen Stoffe in einem kolloidalen Lösungszustande. Wenn nun in diese kolloidalen Lösungen bei gleichzeitiger Hitzezufuhr mittels Rührwerk Luft eingepeitscht wird, so haben wir immer mit der sicheren Möglichkeit von Oxydationsvorgängen zu rechnen. Es dürfte daher kein roheres, unzweckmäßigeres Verfahren als das hier genannte geben, weil wir diese hochmolekularen organischen Auszüge direkt mißhandeln.

Auf diese Mängel bei der Extrakteindampfung haben besonders Heiduschka und Schmid (Archiv für Pharmazie 1916, S. 422) hingewiesen.

Wie ganz anders sieht dagegen die Vakuumdestillation aus. Alle diese Mängel in der Bereitungsweise von Extrakten lassen sich damit einfach und glatt vermeiden.

Die Vakuumdestillation bietet den unschätzbaren Vorzug, daß in den Pflanzenauszügen nicht nur die Qualität der Inhaltsstoffe gewahrt bleibt, sondern daß auch die Flüssigkeiten in stets kochender Bewegung sind und dadurch das Einengen zum mindesten ebenso rasch vonstatten geht, als wenn man die gleiche Menge auf dem Dampfbade mit Rührwerk abdampfen würde. Jeder Kollege, der sich schon mit der Vakuumdestillation eingehend beschäftigt hat, wird mir das bestätigen können und deshalb in allen Fällen die Vakuumdestillation vor dem Abdampfen auf dem Wasserbade bevorzugen.

Viele Kollegen werden, sofern sie mit der Vakuumdestillation nicht vertraut gemacht sind, glauben, daß diese höchst schwierig ist, und daß dazu eine kostspielige Apparatur nötig sein wird.

Im folgenden will ich deshalb kurz zeigen, daß man mit den einfachsten Hilfsmitteln sich selbst eine solche Apparatur bauen kann, daß nach dem Vertrautwerden mit dem Apparat der Kollege die Vakuumdestillation durchaus nicht schwierig finden wird.

Zur Erzeugung des Vakuums bedarf man einer Kraft und zwar entweder einer Wasser- oder einer elektrischen Kraft. Die erstere ist die billigere und einfachere. Die letztere erfordert die Anschaffung eines kleinen Motors und einer Vakuumpumpe.

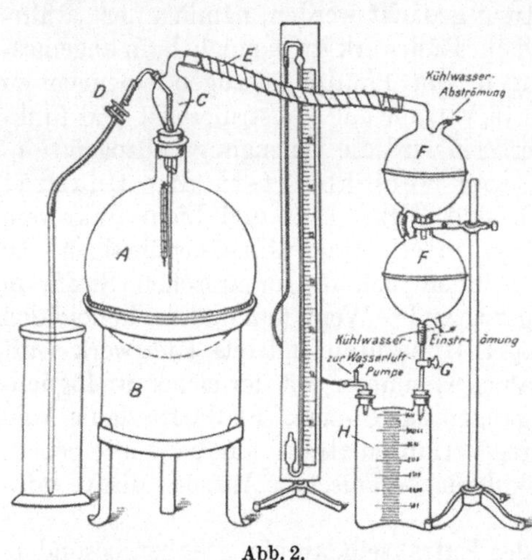

Abb. 2.

Aus Abb. 2 kann sich jeder Kollege schnell über die diesbezügliche Apparatur informieren[1].

Auf einem kochenden Wasserbade ist ein dickwandiger, 2 bis 5 Liter fassender Rundkolben aufgesetzt. Der weithalsige Kolbenausguß wird mit einem konischen Gummistopfen verschlossen, der einen birnförmigen Aufsatz trägt, dessen eine Seite mit einem gut funktionierenden Kühler verbunden ist und dessen andere Seite der Zulauf der zu verdampfenden Flüssigkeit mittels eines in eine Kapillare ausgezogenen Glasrohres hat. Das Ende des Kühlers steht wieder mit einer Woulfschen Flasche und mit einer Erlanger-Wasserstrahlpumpe mittels dickwandiger Schläuche in Verbindung.

Folgende Regeln sind beim Abdampfen zu beachten: Der Destillierkolben darf niemals zu klein gewählt sein, damit die Flüssigkeit bei einem etwa eintretenden Aufschäumen nicht so rasch übersteigen kann. Bringt man in die Flüssigkeit einige Tonstückchen, so hebt man den Siedeverzug auf. Der Zufluß der Auszüge muß so geregelt werden, daß man nur soviel filtrierte Flüssigkeit durch das seitliche Zuflußrohr einströmen läßt, als Flüssigkeit gewöhnlich abdestilliert. Kommt die Flüssigkeit zu starkem Schäumen, so

---

[1] Der dickwandige Verbindungsschlauch und die beiden Kugelkühler lassen sich durch einen guten Glaskühler, ebenso das große Manometer durch ein Vakuummeter, das in die Woulfsche Flasche eingesetzt oder mit der Wasserstrahlpumpe verbunden wird, ersetzen.

läßt man eine Sekunde lang Luft einströmen. Nach dem drei- bis viermaligen Wiederholen von Lufteinströmen geht die Destillation meistens ungestört weiter. Sollte jedoch das Schäumen trotzdem immer noch stattfinden, so läßt man einige Kubikzentimeter Olivenöl zufließen. Man erreicht dadurch sicher einen ruhigen, ungestörten Fortgang des Abdampfens. Setzt man über den Glaskolben her noch einen Blechhelm, so hält dieser die Wärme im oberen Teile des Kolbens zusammen und bewirkt ein rascheres Abziehen der Wasserdämpfe.

Sollte, wie schon erwähnt, dem Apotheker eine Wasserkraft nicht zur Verfügung stehen, so kann er durch Anschluß an die Lichtleitung einen Motor und durch diesen eine Pumpe in Betrieb setzen und das nötige Vakuum auf diese Weise erzeugen. Die bekannte Firma Lautenschläger, Berlin-München, hat eine derartige Apparatur, bestehend aus einem $^1/_8$ PS-Motor, einer Vakuumpumpe, einer Reguliervorrichtung und einem Vakuummeter zusammengestellt.

Das Eindampfen der Extraktbrühen kann in diesen Glaskolben nur bis zur Sirupkonsistenz oder bis zu einem dünnen Extrakte geschehen. Um die so erhaltenen dickflüssigen Auszüge zur Trockene einzuengen, benötigt man eine flache Porzellankasserolle mit aufgeschliffenem Glasdeckel. Auf die Handhabung dieses Gefäßes werde ich im nächsten Abschnitte zurückkommen.

C. Überführung der eingedickten Extrakte in trockene Form.

Schon im Jahre 1917 habe ich in der Pharm. Ztg. S. 529/30 gelegentlich einer Besprechung zum neuen Arzneibuche darauf hingewiesen, daß für den Apothekenbetrieb ein aus den Drogen bereitetes Einheitspräparat, und zwar ein nach dem Krause-Verfahren gewonnenes lösliches Trockenpräparat, erwünscht, sogar von höchstem Vorteile wäre. Man wäre in der Lage, mit diesem Einheitspräparat ohne weiteres eine Tinktur, ein Fluidextrakt, einen Arzneiwein, ein Arzneielixier, einen Arzneisirup, ein Infus herzustellen; man brauchte dann nur das Lösungsmittel zu wechseln.

Den gleichen Gedanken haben Schweizer Apotheker, welche sich mit der Bearbeitung des neuen Arzneibuches zu befassen hatten, aufgegriffen, und suchen nun diese Idee teilweise im neuen Arzneibuche zu verwerten.

Der Vorzug dieses Verfahrens bestände unter anderem darin, daß der Apotheker seine Zubereitungen in Rezeptur und Defektur ad hoc herstellen könnte und der Fertigbezug dieser galenischen

Präparate aus den verschiedenen Fabrikationsquellen und das Vorrätighalten aufhören müßte.

Wenn schon das Krause-Trocknungsverfahren zweifellos die beste Methode zur Fabrikation von pflanzlichen Trockenpräparaten darstellt und deshalb den Vorzug verdienen würde, so kann bedauerlicherweise die Anschaffung dieses Apparates nur bei den großen und größten Betrieben möglich sein, nicht aber bei Betrieben, wie Apotheken, weil die Apparate selbst und die Betriebsspesen sehr hohe sind.

Leider hat die Krause-Medico-Gesellschaft die bisher mit diesem Krause-Apparat hergestellten löslichen Arzneipflanzen-Trockenpräparate ausschließlich in abgabefertigen Packungen in den Handel gebracht[1]. Es ist damit dem Apotheker nicht möglich, diese Präparate für oben bezeichnete Zwecke zu verwerten. Die Krause-Medico-Gesellschaft hat damit, daß sie ihre Präparate nur als Spezialitäten verschleißt, einen Fehler begangen. Sie hat dadurch den nicht kleinen Konkurrenzkampf mit den vielen gleichartigen Spezialpräparaten des Handels aufnehmen müssen. Hätte sie diese aus den Drogen erzeugten löslichen Trockenpräparate in Substanz dem Apotheker zur Weiterverarbeitung in der Rezeptur zur Verfügung gestellt, so hätte sie meiner Ansicht nach ein besseres Geschäft gemacht, weil der Apotheker dann das größte Interesse gehabt hätte, daß diese Präparate eingeführt worden wären. Der Apotheker hätte in vielen Fällen bei der Güte der Produkte sie dem Arzte vorgeschlagen und deren Verwendung dadurch erreichen können.

Nach dieser kurzen Abschweifung vom Thema komme ich wieder auf die Herstellung von Trockenextrakten zurück. Die dicken und dünnen Extrakte der Arzneibücher besitzen, wie schon erwähnt, einen Gehalt von 20—30% Wasser. Wenn man nun durch vollkommenes Eintrocknen der dicken Extrakte diesen Wassergehalt ganz wegschafft, so werden die neuen Trockenprodukte selbstverständlich gehaltreicher. Dieses Verhalten ist besonders bei narkotischen Extrakten nicht gleichgültig. Um bei den neuen trockenen Extrakten diese Unterschiede auszugleichen und ein im Gehalte dem alten Extrakte gleichwertiges Präparat zu erhalten, braucht man sich nur eines Verdünnungsmittels bedienen. Bisher wurde zur Bereitung von Extracta sicca dem dicken Extrakte bekanntlich Süßholzpulver 1 = 2 beigemischt. Da aber die neu zu schaffenden Extrakte wasserlöslich sein mußten, so

---

[1] Erfreulicherweise sind jetzt K. M. Pulver zur Herstellung von Tinct. Ipecac, Tinct. Chin. Extr. Chin. fld. und auf Wunsch auch andere zu beziehen. Vergleiche dazu die Arbeit von A. Koenig: Apoth. Ztg **1929**, Nr 5.

konnte als Verdünnungsmittel nur eines von den vier wasserlöslichen Präparaten, nämlich Sacch. Lactis oder Dextrin oder Glykose oder Gummi arabic., in Betracht kommen.

Es war zunächst die Frage zu beantworten, welches von den vier Präparaten zu genanntem Zweck am besten sich eignet. Ein praktischer Versuch sollte diese Frage beantworten. Zu diesem Zwecke wurden je 20 g Extr. Calami und je 4 g Sacch. lactis, Dextrin, Glykose und Gummi arabic. mit Zusatz von etwas Wasser gelöst, gemischt, im Vakuumapparat eingedampft und im Kalktrockenschranke nachgetrocknet. Je 10 g dieser verschiedenen Trockenextrakte wurden in einer flachen Petrischale von $7^1/_2$ cm Durchmesser ausgebreitet, im Vakuumexsikkator über Schwefelsäure nochmals scharf getrocknet und dann genau gewogen. Die so vorbereiteten Proben wurden schließlich bei Zimmertemperatur im Laboratorium aufgestellt und nach bestimmten Zeitabschnitten die Gewichtszunahme festgestellt.

Es wurden hierbei folgende Zahlen ermittelt:

Gewichtszunahme

	bei Sacch. Lactis	Dextrin	Glykose	Gg. Arabic.
nach 6 Stunden	77	72	70	85 mg
nach 12 Stunden	102	102	93	115 mg
nach 24 Stunden	152	147	140	178 mg

Außerdem wurde am Ende der Versuchsanordnung noch festgestellt, daß das Präparat mit Dextrin schwach krümlich, das Präparat mit Gg. Arabic. krümlich, das Präparat mit Glykose zusammengeklebt und das Präparat mit Sacch. Lactis völlig zusammengeklebt war. Nach diesen Versuchen würde sich also Dextrin am besten als Verdünnungsmittel beim Eintrocknen von dicken Extrakten eignen.

Dextrin ist bereits im letzten Ungarischen Arzneibuche als Verdünnungsmittel gewählt worden; ebenso bediente sich die letzte Ausgabe des Japanischen Arzneibuches des Dextrins zum gleichen Zwecke. Dextrin ist zur Herstellung von Trockenpräparaten auch deshalb zu bevorzugen, weil es selbst nicht Feuchtigkeit anzuziehen vermag. Für den Fall, daß ein Extrakt eingetrocknet werden soll und daß dieser unter die Haut oder in die Blutbahn injiziert werden muß, so wähle man statt Dextrin Glykose als Verdünnungsmittel, die sich für diese Zwecke besser eignet.

Nachdem ein Krause-Apparat nur von größeren Betrieben — wozu Apotheken nicht gehören — angeschafft und in ständigen Betrieb genommen werden kann, so kommt zur Herstellung von Trockenextrakten für Apotheken nur das Eindampfen im Vakuum in Frage. Diese Bereitungsart dürfte vollauf genügen, und bei Einhaltung aller Kautelen werden die so erhaltenen Trockenpräparate den Krause-Produkten gleichkommen.

Das Eindampfen der Extraktbrühen hat, wie schon angegeben, in Glaskolben bis zur Sirupkonsistenz, das Eintrocknen letzterer Produkte in möglichst flachen, breiten Porzellankasserollen mit aufgeschliffenem Glasdeckel bei hohem Vakuum zu geschehen. Der Glasdeckel muß mit einer Schmelze von gelbem Wachs und Vaselin 4 + 6 oder mit Ramsayfett aufgedichtet werden. Eine Dichtung mittels Gummizwischenlage hat sich nicht bewährt. Der Deckel muß tadellos aufgeschliffen sein. Die Porzellankasse-

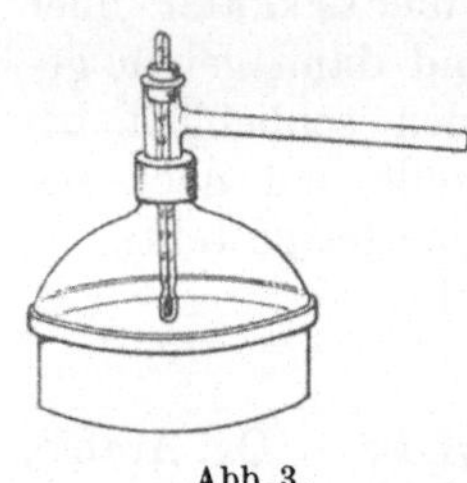

Abb. 3.

rolle (siehe Abb. 3) kann an den gleichen Kühler und die gleiche Vorlage wie der Glaskolben, der zum Abdampfen gedient hat, angeschlossen werden. Sobald keine Flüssigkeit mehr überdestilliert, unterbricht man die Arbeit und stellt die Porzellanschale zum Zwecke des Nachtrocknens in einem Trockenschrank bei 40° oder in einem Kalktrockenschrank auf. Das so getrocknete Präparat läßt sich mit einem Messer leicht aus der Schale herausarbeiten; es wird dann in einer trockenen Reibschale zu einem groben Pulver zerrieben und mit den Gläsern, die den Trockenextrakt aufnehmen sollen, im Kalktrockenschrank erneut nachgetrocknet. Nachdem der Trockenextrakt in die Gläser abgefüllt ist, wird der Kork mittels Paraffin oder Wachs gedichtet.

Als Standgefäß in der Offizin ist für diese Trockenextrakte ein Glasgefäß mit Hohlstopfen zu wählen, in dessen Höhlung sich getrocknetes Chlorkalzium befindet. Größere Vorräte empfehle ich zweckmäßig in den bekannten Konservengläsern (Rex, Weck usw.) mit Gummiringdichtung aufzubewahren. Die Abdichtung dieser Konservengläser geschieht in der Weise, daß man in diese zuerst Ätzkalk und die Gläser mit dem Trockenextrakt und dann noch einige Tropfen Äther gibt und sofort den Deckel aufsetzt. Nun hebt man den Deckel seitlich in die Höhe, entzündet den Äther mit einem Streichholz und drückt sofort den Deckel wieder auf die Gummidichtung fest. Nach dem Abkühlen wird der Deckel fest aufsitzen und ein kleines Vakuum im Innern des Konservenglases bestehen.

Mit diesen Kautelen hergestellte und aufbewahrte Trockenextrakte werden dem Apotheker Freude bereiten, was bei der heutigen Form der dicken Extrakte sicher nicht behauptet werden kann. Die von mir auf diese Art hergestellten Trockenextrakte wie Absinthii, Belladonnae, Calami, Ferri pomati, Hyoscyami, Gentianae, Secalis, Trifolii fibrini wurden mit Dextrin so eingestellt, daß das Trockenpräparat dem alten Extraktpräparate vollkommen entsprach, mit anderen Worten, der frühere Wassergehalt der dicken Extrakte wurde durch Zusatz von Dextrin ersetzt. Der Arzt und Apotheker hat statt des alten dicken Extraktes das nämliche Produkt, nur in trockener Form, in Händen. Bei der Herstellung der alkaloidhaltigen Extrakte „Belladonna, Hyoscyamus" wurde den Brühen ein Teil der hierzu notwendigen Menge von Dextrin schon beim Eindampfen zugesetzt. Nach dem Trocknen wurde dann der Alkaloidgehalt ermittelt und für den Fall, daß der gefundene Alkaloidgehalt höher als vorgeschrieben war, die noch nötige Menge Dextrin beigemischt.

Bei diesen Trockenextrakten ist ein einheitlicher Wassergehalt nicht vorzuschreiben, da der Feuchtigkeitsgehalt derselben stark wechselt. Es zeigte z. B. Extr. Absinthii sicc. 16%, Extr. Trifolii sicc. 13,1%, Belladonnae sicc. 8,6%, Calami sicc. 6,5%, Gentianae sicc. 2,1%, Ferri pomat. sicc. 1,6% und Secalis 13,7% Wassergehalt. Dieser Wassergehalt korrespondiert mit dem Aschengehalt der gleichen Extrakte. Beide sind hoch bei den aus Kräutern, gering bei den aus Wurzeln hergestellten Auszügen.

Die so bereiteten Trockenextrakte haben sich nach dreijähriger Aufbewahrung in den Gläsern mit Hohlstopfen gut erhalten.

Inwieweit die Fluidextrakte berufen sind, die Trockenextrakte vollwertig zu ersetzen, auf dieses Thema werde ich beim Kapitel „Fluidextrakte" zu sprechen kommen.

Wenn ich das vorstehende Kapitel „Extrakte" wieder kurz zusammenfassen darf, so ist darüber folgendes zu berichten:

Auf dem Gebiete „Herstellung von Pflanzenauszügen in einer haltbaren, therapeutisch wirksam bleibenden Form" ist noch viel wissenschaftliche und praktische Arbeit zu leisten. Wir stehen hier sozusagen noch immer mitten im Anfangsstadium. Es bedarf hier noch einer umfangreichen Aufklärungsarbeit von seiten der für das Studium dieser Themata berufenen Vertreter der pharmazeutischen Wissenschaft, der pharmaz. Institute. Bei diesen Arbeiten darf die Ermittlung des pharmakologischen Titers der verschiedenen gewonnenen Produkte und Zwischenprodukte nicht vernachlässigt werden. Daß letztere Aufgaben nur in Verbindung mit pharmakologischen Instituten oder unter Zuziehung eines pharmakologischen Mitarbeiters oder vielleicht sogar durch klinische Prüfung am

Krankenbette gelöst werden können, braucht nicht eigens erwähnt zu werden. Ohne diese pharmakologische oder klinische Mitwirkung wird jede Arbeit auf diesem Gebiet ein Stückwerk bleiben.

Nach dem heutigen Stande der wissenschaftlichen pharmazeutischen Praxis gibt es keine andere Möglichkeit, Pflanzenauszüge in eine wirksam bleibende Dauerform überzuführen, als die Herstellung der Extracta sicca. In der trockenen Form sind die so gefürchteten, den therapeutischen Wert herabsetzenden, hydrolytischen Spaltungen unterbunden. Die Trockenextrakte lassen sich bei einem kleinen Aufwande von Sorgfalt dauernd vor Feuchtigkeitsaufnahme und damit vor Wirkungsabnahme schützen. Die Trockenextrakte könnten auch zur Herstellung von einigen pharmazeutischen Zubereitungen, wie Sirupen, Arzneiweinen, Tinkturen, in der Apotheke gut Verwendung finden.

Die bei der Darstellung von Trockenextrakten benötigten Pflanzenauszüge müssen wegen der leichten Zersetzlichkeit ihrer Inhaltsstoffe stets im luftverdünnten Raume bei höchstem Vakuum abgedampft werden. Die dazu nötige Apparatur kann jeder Apotheker mit verhältnismäßig geringen Kosten selbst zusammenstellen, wenn er eine Wasserkraft hat oder einen Anschluß an eine Lichtleitung herstellen kann. Die Pflanzenauszüge müssen von Fall zu Fall nach verschiedenen Methoden bereitet werden; entweder aus der frischen Pflanze selbst, oder aus den „stabilisierten" Pflanzen oder aus den Drogen oder aus den fermentierten Drogen, und zwar mittels des Mazerations- oder des Perkolations- oder des Reperkolationsverfahrens. Zum Ausziehen aller Art von Pflanzenteilen eignet sich der Brunssche Extraktionsapparat vorzüglich, weil damit konzentrierte Auszüge gewonnen werden können und die Methode möglichst einfach ist. Auch mit der Spindelpresse lassen sich konzentrierte Auszüge herstellen. Alle diese konzentrierten Pflanzenauszüge benötigen zum Eindampfen weniger Arbeit und weniger Brennmaterial, kommen also billiger. Die Trockenextrakte werden am zweckmäßigsten in Gläsern mit Hohlstopfen, in welchen Stückchen von getrocknetem Chlorkalzium sich befinden, aufbewahrt. So behandelte Trockenextrakte halten sich sicher jahrelang ohne Einbuße ihrer Wirksamkeit.

Die Herstellung der Trockenextrakte verlangt vom Apotheker neue Aufgaben. Insonderheit muß er sich mit dem Eindampfen von Extraktbrühen im Vakuum eingehend vertraut machen. Die wissenschaftliche Praxis geht immer mehr zu dieser einzig richtigen Methode über. Man kann daher nur Prof. Tschirch beipflichten, wenn er schreibt: „Wir stehen in der Periode, die man die der schonenden Methoden nennen möchte."

Es wäre vollkommen verfehlt, würde sich heute der Apotheker sträuben, diese schonenden Methoden in seinem Betriebe einzuführen. Hoffentlich halten sich die Fachgenossen die Notwendigkeit und Tragweite dieser schonenden Methoden vor Augen und wenden sie nicht nur bei der Herstellung von Trockenextrakten, sondern auch in anderen geeigneten Fällen wie bei der Bereitung von trockenen Organopräparaten an.

Hinweise auf neuere Bearbeitungen.

Brieger: Pharm. Ztg **1926**, 1166 u. 1309.
He: Apoth. Ztg **1926**, Nr 103.
Ott: Pharm. Ztg **1927**, 781.
Eschenbrenner, H.: Pharm. Ztg **1927**, 11 u. 12.
Fischer u. Horkheimer: Südd. Apoth. Ztg **1928**, Nr 62.
Über Vakuumapparatur: Pharm. Ztg **1926**, 1001 u. 1147; **1927**, 169.
Kummer: Pharm. Ztg **1927**, 1429; **1928**, 1246.
Lausitzer, Berlin: Pharm. Ztg **1928**, 47.

III. Fluidextrakte.

Die Fluidextrakte sind ursprünglich Erzeugnisse amerikanischer Fachgenossen. Sie stellen verbesserte, konzentrierte Pflanzenauszüge dar. Während diese früher ausschließlich durch Mazeration (Tinkturen) oder Digestion (Infuse) hergestellt worden sind, wurde nun ein neues Verfahren, „die Perkolation", eingeführt, die jedem Apotheker heute geläufig ist.

Die Vorzüge des Perkolationsverfahrens sind vor allem die vollständige Erschöpfung der Droge mit dem betreffenden Menstruum. In dem sogenannten Vorlaufe sind bereits 70—75% aller löslichen Bestandteile der Droge übergegangen. Die kalte Bereitungsweise bietet die beste Gewähr dafür, daß die meisten Inhaltsstoffe der Pflanzenteile unverändert bleiben, während hingegen z. B. durch Digestionsmethoden eine teilweise Änderung verschiedener Inhaltsstoffe zu befürchten ist. Die durch Perkolation erhaltenen Fluidextrakte sind handliche Zubereitungen. Ein Gewichtsteil Fluidextrakt entspricht bekanntlich einem Gewichtsteil Droge. Durch das Fluidextrakt ist eine gleichmäßige, bessere Dosierung der Arzneidrogen möglich.

Diesen Vorzügen stehen aber auch Nachteile gegenüber. Die Fluidextrakte scheiden bekanntlich immer größere oder geringere Mengen von Extraktstoffen ab. Schon beim Abdampfen der Nachläufe und beim Mischen dieser mit den Vorläufen entsteht

immer ein reichlicher Bodensatz, der sich von Monat zu Monat
vermehrt. Wenn man sich überlegt, daß das Fluidextrakt hauptsächlich eine kolloidale Lösung von Extraktstoffen der Droge in
dem betreffenden Menstruum ist, so braucht man sich über diese
reversiblen Abscheidungen nicht zu wundern. Wenn man sich
ferner vor Augen hält, daß in einer gewissen Menge eines Menstruums nur eine bestimmte Summe von Stoffen löslich sein kann
und nicht mehr, daß diese nur bei gewissen Temperaturen gelöst
bleiben, so wird man sich der Erkenntnis nicht verschließen können,
daß die Fluidextrakte nur soviel Extraktivstoffe der Droge gelöst
enthalten können, als im betreffenden Menstruum bei einer bestimmten Temperatur löslich sind oder durch die Summe der
übrigen Bestandteile im Lösungszustande gehalten werden können.
Man wird z. B. nicht die Forderung stellen können, daß von Rad.
Ipecacuanhae in 10 ccm Wasser (konzentriertes Infus) dieselben
und genau soviel Inhaltsstoffe als in 100 ccm Wasser (Infus. spl.)
gelöst enthalten sind. Mit anderen Worten, der wirkliche Wert
der Fluidextrakte kann immer nur ein begrenzter sein; die Fluidextrakte sind als zweckmäßige, wertvolle Bereicherung unseres
Arzneischatzes zu betrachten, eine vollwertige arzneiliche Zubereitung stellen sie keineswegs dar. Dazu kommt, daß bestimmte
kolloid gelöste Stoffe, wie wir beim Kapitel „Extrakte" gehört
haben, Zersetzungen erleiden, daß z. B. bei der Digitalisdroge ein
50proz. Alkoholzusatz notwendig ist, um sicher zu sein, daß die
Digitalisglykoside sich nicht zersetzen. Zu bedenken ist schließlich,
daß wir heute in den allerseltensten Fällen wissen, unter welchen
Bedingungen die Haltbarkeit der Extraktivstoffe ein konstante
ist. Diese Bedingung für Haltbarkeit kann für den einen Extraktiv-
stoff vorteilhaft sein, für den anderen aber in der gleichen Droge
entgegengesetzt ungünstig liegen. Kurz, die flüssige Form der
Pflanzenauszüge, wie sie im Fluidextrakt vorliegt, in der alle
möglichen Umwandlungen und Zersetzungen stattfinden können,
kann niemals als eine hochwertige arzneiliche Zubereitung angesehen werden.

Von diesen Gesichtspunkten aus beleuchtet, muß man bei
näherer Überlegung immer wieder zu dem Schlusse kommen, daß
nur das Trockenpräparat die einzig wahre, erstrebenswerte
Arzneiform der pharmazeutischen Drogenauszüge ist und sein
kann und daß das Fluidextrakt dem guten Trockenpräparat an
Wert nachsteht.

Die Herstellung der Fluidextrakte, die sog. „Perkolation", ist
jedem Fachgenossen so bekannt, daß ich von deren Beschreibung
Abstand nehmen kann. Dagegen sollen hier folgende Abschnitte

besprochen werden: 1. Einrichtungen zur Herstellung der Perkolate, 2. Wahl des Menstruums zum Extrahieren der Drogen, 3. Ablaufgeschwindigkeit der Vor- und Nachläufe, 4. Dauer der Perkolation, 5. Reperkolation, 6. Perkolationpreßverfahren, 7. das Aufbewahren der Vorräte von Fluidextrakten, 8. die Verwendung von Perkolationsauszügen zur Herstellung von Trockenpräparaten.

Bevor auf vorstehende Abschnitte eingegangen wird, sollen kurz einige beachtenswerte Arbeitsweisen bei der Herstellung von Fluidextrakten erwähnt werden.

Es ist Vorschrift, daß die ganze Droge und nicht abgesiebte Teile derselben oder gar Remanentien zu Fluidextrakten verarbeitet werden. Nachdem vom Apotheker die Drogenpulver vielfach aus dem Großhandel bezogen werden, ist es, bevor man diese in Arbeit nimmt, notwendig, sich zu überzeugen, ob das gekaufte Drogenpulver den vorschriftsmäßigen Extraktgehalt aufweist oder mit anderen Worten, ob es nicht teilweise schon extrahiert ist. Die Ausführung einer Extraktgehaltsprüfung geschieht am besten nach den Angaben von Caesar und Loretz (Jahresbericht dieser Firma 1924).

Es ist zweckmäßig, das Perkolationsgut, bevor man es in den Perkolator bringt, durch Sieb III zu schlagen und das Menstruum in dem Perkolator durch Heberwirkung langsam von unten aufsteigen zu lassen. Dadurch werden niemals Lufträume im Perkolationsgute entstehen können. Die Vorläufe läßt man in eine Flasche tropfen, die mit einer durchlochten Pappscheibe bedeckt ist, damit die Verdunstungsmöglichkeit von Alkohol während der langen Dauer der Perkolation tunlichst hintangehalten ist. Falls man die Nachläufe nicht im luftverdünnten Raume abdampft — was in den meisten Fällen schon wegen der Wiedergewinnung des Alkohols zu empfehlen ist —, so wähle man niemals zu hohe Temperaturen und dampfe die täglich aufgefangenen Portionen beginnend mit der letzten Fraktion ein.

Zusammenstellung von Extraktgehalts- und Aschegehaltsbestimmungen.

des Extractum fluid.	Aurantii	Chinae	Condurango	Frangulae
1. Spez. Gewicht	1,087	1,017—1,12	1,02—1,06	1,03—1,05
2. Extraktgehalt	25—30%	nicht unter 28%	nicht unter 16%	nicht unter 18%
3. Alkaloidgehalt	—	3,5%	—	—
4. Aschegehalt .	0,99%	höchstens 4%	höchstens 2%	höchstens 1%
5. Zum Erschöpfen Menstruum ungefähr nötig	etwa 4fache	etwa 9fache	4—7fache	etwa 8fache

des Extractum fluid.	Hydrastis	Ipecacuanh.	Secale corn.	Thymi
1. Spez. Gewicht	0,96—0,99	0,96—0,99	1,02—1,07	1,055
2. Extraktgehalt	nicht unter 16%	nicht unter 12%	nicht unter 16%	20%
3. Alkaloidgehalt	2,2%	1,5%	—	—
4. Aschegehalt .	höchstens 1%	höchstens 3%	höchstens 3%	2,1%
5. Zum Erschöpfen Menstruum ungefähr nötig	6—7 fache	5—6 fache	4—5 fache	etwa 5 fache

1. Vorrichtungen zur Herstellung von Perkolaten.

Zur Durchführung einer Perkolation von kleinen Drogenmengen genügt jeder größere Scheidetrichter, dessen untere Öffnung mit Mullstreifen abgedichtet ist. Zur Perkolation sind alle sich nach unten zu verengernden zylindrischen, in einen Ansatz verlaufenden Gefäße aus Glas oder besser aus Emaille geeignet. Das Abtropfen der Extraktflüssigkeiten kann am zweckmäßigsten mittels eines schwanenhalsförmig gebogenen Glasrohres reguliert werden. Es gibt Einrichtungen, mittels derer die Nachläufe sofort durch Dampfdestillation von dem Menstruum befreit werden und das Destillat sofort wieder auf das Perkolationsgut geleitet wird. Es findet dadurch ein kontinuierliches Ausziehen statt und gleichzeitig wird Menstruum eingespart. Auf die besonderen Vorzüge des Brunsschen Apparates zum Extrahieren habe ich bereits beim Kapitel „Extrakte" hingewiesen.

2. Wahl des Menstruums zum Extrahieren der Drogen.

Die Extraktionsflüssigkeiten enthalten außer Wasser als wichtigen Bestandteil stets größere oder geringere Mengen von Alkohol als Zusatz. Der Alkohol dient nicht bloß als Lösungsmittel für viele Stoffe der Droge, sondern vielfach auch als Konservierungsmittel. Wir kennen Fluidextrakte mit 90, 85, 68, 66, 50, 45, 40, 33, 30, 25 und 20% Alkoholgehalt. Es ist nicht leicht zu entscheiden, welche Mengen Alkohol zum Extrahieren der verschiedenen Drogen vorteilhaft oder notwendig sind, ob zum Ausziehen nicht Wasser allein vorzuziehen und Alkohol als Konservierungsmittel erst nachträglich zuzusetzen ist. Es muß dann in Erwägung gezogen werden, ob nicht besser die Pflanze im frischen Zustande gepreßt, der Preßrückstand hernach mit Wasser und schließlich mit Alkohol ausgezogen werden soll. Statt Wasser benutzt man immer besser Chloroformwasser, ganz besonders dann, wenn das Extrahieren sich stunden- und tagelang hinziehen sollte. Verwendet man zum Ausziehen heißes Wasser, so ist immer zu überlegen, ob nicht verschiedene Stoffe des betreffenden Drogenmaterials Veränderungen und dadurch an therapeutischem Wert Einbuße erleiden. Um die Perkolation schnell durchzuführen, leistet der schon öfters genannte Brunssche Apparat vorügliche Dienste. In diesem können auch die frischen Pflanzen nach dem Zerstoßen im Steinmörser ausgepreßt und nachträglich mit Wasser oder Alkohol die Preßrückstände wiederholt extrahiert werden.

Um größere Klarheit in dieser ganzen wichtigen Frage zu schaffen, muß noch viel wissenschaftliche Arbeit geleistet und nebenher klinische Prüfungen mit den erhaltenen Produkten angestellt werden.

Im allgemeinen kann man, wie ich beim Kapitel „Extrakte" schon erwähnt habe, vorläufig, bis bessere Unterlagen vorliegen, in der Weise verfahren, daß man Drogen mit Harz- und Ölgehalt, ferner solche, die Bitterstoffe enthalten, mit stärkerem Alkohol, Alkaloiddrogen, Oxyanthrachinondrogen und Drogen, die Glykoside und Saponine enthalten, mit schwächerem Alkohol auszieht.

3. Ablaufgeschwindigkeit des Vorlaufes und Nachlaufes.

Der Vorlauf zeichnet sich bekanntlich durch einen hohen Gehalt an Extraktivstoffen aus. Der Grund hierfür ist allein darin zu suchen, daß gleichwie in der lebenden Zelle das gegenseitige Lösungsverhältnis der löslichen Zellinhaltsstoffe das denkbar günstigste ist und ein maximal erreichbarer Zustand von gelösten Stoffen sich hier vorfindet. Nach Gewinnung des Vorlaufes wird im Nachlaufe der gegenseitige Lösungszustand, nachdem wichtige Extraktivstoffe schon hinweggeführt wurden und zugleich das günstige Lösungsverhältnis, wie wir es beim Vorlaufe gehabt haben, um so mehr verschoben, je gehaltsärmer die Auszüge werden.

Es ist daher nicht gleichgültig bei der Gewinnung der Nachläufe, ob man das Menstruum durch das Perkolationsgut schnell oder langsam hindurchschickt. Das Menstruum hat die Aufgabe, nicht nur die außerhalb der Drogenzellen in den Zwischenräumen gelöst befindlichen Extraktivstoffe mit fortzuführen, sondern das Menstruum muß in das Innere der Zellen des Drogenpulvers mit neuen Mengen hineindringen. Je sorgfältiger diese Vorgänge sich abspielen, desto gehaltreicher müssen die Auszüge werden, desto geringere Menstruummengen wird man schließlich benötigen.

Wenden wir uns hier wieder dem schon öfters genannten Perkolationspreßverfahren zu, so ist zu jenem Zeitpunkte, bei welchem die Extraktivstoffe des Vor- und Nachlaufes sich im maximal günstigen Lösungsverhältnisse befinden, die beste Gelegenheit, um jetzt durch eine Pressung die gelösten Stoffe jeweils schnell und möglichst vollkommen hinwegzuführen. Während also bei der Perkolation die Extraktivstoffe durch dauernde Zugabe von Menstruum infolge von Verdrängung zutage gefördert werden müssen, können diese durch das Pressen jeweils unverdünnt in voller Stärke gewonnen werden. Zu diesem Vorzuge kommt beim Brunsschen Apparate noch eine weitere wertvolle Bereicherung. Der Vorgang wird am besten verstanden, wenn ich zum Vergleiche den gewöhnlichen Waschschwamm heranziehe. Bringt man jenen unter Wasser, so saugt er sich mit diesem maximal voll. Nimmt man ihn dann aus dem Wasser heraus und drückt ihn zusammen, so gibt er den größten Teil des Wassers wieder ab. Hält man die Hand mit dem zusammengedrückten Schwamme unter Wasser und öffnet nun die Hand unter Wasser, so wird er das Wasser wieder mühelos in sich aufnehmen.

Ähnlich müssen wir uns die Vorgänge beim Perkolationspreßverfahren vorstellen. Wird dem zusammengepreßten Perkolationsgute, nachdem der Vorlauf abgepreßt ist, Gelegenheit geboten, neue Mengen Menstruum beim Aufheben des Preßdruckes einzusaugen, dadurch, daß man die im Perkolationsgute etwa vorhandene Luft mit einer Luftpumpe absaugt und an Stelle der Luft von unten her Menstruum einsaugen läßt, so haben wir maximal günstige Bedingungen einer Extraktionsmethode; wir benutzen nämlich dadurch die minimalste Menge Extraktionsflüssigkeit und erzielen am schnellsten eine vollkommene Erschöpfung. Wir gewinnen nicht nur Zeit, sondern beim Einengen der relativ kleinen Mengen Extraktlösung sparen wir Heizmaterial. Den Fachgenossen wird nun klar sein, welche Vorzüge das Perkolationspreßverfahren gegenüber der einfachen Perkolation hat und warum ich für dieses Verfahren so warm eintrete. In welcher Weise die Methode noch weiter zu verbessern ist, darüber soll im Abschnitt „Perkolationspreßverfahren" gesprochen werden.

Um die einfache Perkolation vorschriftsmäßig durchzuführen, hat das neue Arzneibuch nun die Tropfenzahl angegeben, die bei der jeweils verwendeten Menge von Drogenpulver abtropfen muß. Eingehende Versuche und Veröffentlichungen über dieses Thema liegen von Linke und von Herzog vor. Das Arzneibuch hat die Herzogsche Vorschrift übernommen.

4. Dauer der Perkolation und Flüssigkeitsmengen zum Erschöpfen.

Diese hängt von verschiedenen Umständen ab. Regeln lassen sich hier nicht aufstellen, da die Erschöpfung des Drogenmaterials

lediglich von der Arbeitsweise abhängt. Das Perkolationspreßverfahren wird nach obigen Angaben die Dauer der Erschöpfung
am vorteilhaftesten abkürzen.

Es erscheint nicht zweckmäßig, Zahlen zu nennen, die zum
völligen Erschöpfen der einzelnen Drogen erforderlich sind. Will
man aber Zahlen nennen, so muß ein großer Spielraum gegeben
werden.

Um den Zeitpunkt festsetzen zu können, bei dem die Perkolation als beendet gelten kann, wird man im allgemeinen den
Geschmacks- und Geruchssinn heranziehen. Mit anderen Worten:
Sobald die Auszüge der verarbeiteten Droge keinen Geschmack
oder Geruch nach den ursprünglichen Inhaltsstoffen haben, kann
die Erschöpfung als beendet gelten. Bei alkaloidhaltigen Drogen
ist eine Prüfung auf das Alkaloid vorzunehmen, und zwar in der
Weise, wie sie das neue Arzneibuch vorschreibt.

Reperkolation. Dieses Verfahren wurde bereits beim Kapitel
„Extrakte" beschrieben. Ich verweise der Kürze halber dorthin.

Perkolationspreßverfahren. Schon beim Kapitel „Extrakte" und auch im vorliegenden Kapitel habe ich auf dieses
ganz zweckmäßige Verfahren hingewiesen. Praktisch ist das Verfahren ganz besonders deshalb, weil die aus dem Drogenpulver
ausgelaugten Extraktivstoffe durch Pressen am schnellsten aus
dem Perkolationsgut hinweggeschafft werden. Man hat nicht wie
bei der üblichen Perkolation nötig, noch weitere Mengen von
Flüssigkeit hinzuzufügen, die erst durch Verdrängung die Extraktivstoffe hinwegbefördern. Durch Wiederholung dieses Preß-
verfahrens, also durch erneutes Befeuchten des ausgepreßten Per-
kolationsgutes mit Menstruum, durch erneutes Ausziehen des
Drogenmaterials und darauffolgendes Pressen erreichen wir die
günstigsten Extraktionsbedingungen, die wir anstreben können,
nämlich völlige Erschöpfung der Droge in kürzester Zeit, mit
möglichst wenig Menstruum und dadurch verminderte Arbeit
zum Abdampfen der Extraktionsflüssigkeiten.

Um dieses Verfahren zu vervollkommnen, hat bereits Dr. Bruns
durch den Anschluß des Apparates an eine Vakuumpumpe eine
weitere zweckmäßige Einrichtung getroffen. Es wird dadurch die
zwischen den Pflanzenzellen steckende Luft abgesaugt und dem
Menstruum ungehindert Gelegenheit verschafft, in alle Schichten
des Perkolationgutes einzudringen. Eine Verbesserung ist ferner
auch von mir geschaffen worden, indem ich eine doppelte Spiralfeder in den Preßsack einstellte, dann das angefeuchtete Drogenpulver hineindrückte. Beim Zurückziehen des Preßkolbens tritt
nun die Spiralfeder in Tätigkeit und zerbröckelt den Preßkuchen

und gibt dem neu hinzugekommenen Menstruum zum Erschöpfen ungehinderte Gelegenheit.

Noch günstiger würde eine Einrichtung wirken, die das Preßgut nach dem Einsaugen neuer Mengen von Menstruum mischt und die Extraktivstoffe aus den Zellen direkt herausknetet. Ob sich eine solche Misch- und Knetanordnung in den Brunsschen Apparat einbauen läßt, erscheint mehr als fraglich.

Die mit Benutzung des Brunsschen Apparates[1] von mir erzielten Extraktionsergebnisse sind sehr befriedigend. Das nach dem Anfeuchten und Einweichen des Drogenpulvers mit dem Menstruum sich anschließende Extraktionsverfahren erstreckt sich hier nur auf eine Arbeit von einigen Stunden, nicht von Tagen wie bei der üblichen Perkolation, ein Gewinn, der auch für die Güte des Präparates ins Gewicht fällt.

Leider kann der Brunssche Apparat für Verarbeitung großer Mengen Drogenmaterials aus bestimmten Gründen nicht gebaut werden. Für diese Fälle bringe ich die Benutzung der Spindelpresse und das Durchkneten der Preßkuchen mit dem Menstruum in einer Knet- und Mischmaschine in Vorschlag.

5. Aufbewahren der Fluidextrakte.

In der Einleitung zu diesem Kapitel wurde bereits betont, daß die Fluidextrakte nur soviel Inhaltsstoffe der Droge gelöst enthalten können, als im betreffenden Menstruum bei einer bestimmten Temperatur löslich sind oder durch die Summe der übrigen Bestandteile im Lösungszustande gehalten werden können. Außer der Zusammensetzung der Lösungsmittel spielt also auch die Temperatur eine gewisse Rolle beim Aufbewahren der Fluidextrakte.

Es ist daher nicht gleichgültig, die Fluidextrakte zu kühl zu lagern, weil dann vermehrte Abscheidungen stattfinden werden, die eventuell sich nur mit Mühe wieder lösen lassen. Ebenso dürfen auch die Fluidextrakte nicht zu warm gestellt werden, weil dadurch die Gefahr besteht, daß dann vermehrt Zersetzungen eintreten können.

Man wird zum Aufbewahren größerer Vorräte von Fluidextrakten am zweckmäßigsten mittlere Temperaturen wählen und Vorsorge treffen, daß diese Temperaturen auch während der kälteren Jahreszeit nicht zu sehr schwanken. Die auf diese Weise auf-

---

[1] Der von mir benutzte Brunssche Apparat wurde von der Firma Ungar & Sohn, München, Maistraße, hergestellt. Es verdient die Ausführung volles Lob.

bewahrten Fluidextrakte werden die geringsten Abscheidungen zeigen und dadurch ihre therapeutische Wirkung am längsten behalten.

6. Herstellung von Trockenextrakten mittels Perkolationsauszügen.

Beim Kapitel „Extrakte" habe ich bereits erwähnt, daß verschiedene Arzneibücher zur Gewinnung der Extraktbrühen fast ausschließlich das Perkolationsverfahren vorschreiben. Die Bearbeiter des neuen Schweizer Arzneibuches wollen zur Bereitung der Trockenextrakte die dazu nötigen Drogenauszüge nur durch Perkolation gewinnen. Auch ich möchte dieses Verfahren, und zwar das Perkolations-Preßverfahren zur Herstellung der Trockenextrakte in Vorschlag bringen. Das Eindampfen der somit gewonnenen Extraktauszüge hat nur im luftverdünnten Raume zu geschehen. Das Nähere hierüber ist beim Kapitel „Extrakte" bereits erwähnt. Dort war auch von einer Vakuumpumpe mit elektrischem Motorbetrieb die Rede, die von der Firma Lautenschläger, München, Lindwurmstraße, geliefert wird. Ich lasse hier eine Abbildung (Abb. 4) dieser Vakuumpumpe folgen. Das neue Modell hat sich in unserem Betriebe gut bewährt.

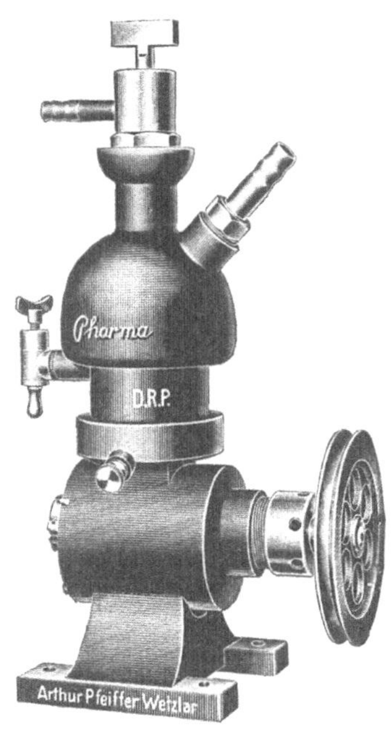

Abb. 4.

Zum Thema „Eindampfen der Extraktbrühen im Vakuum" kann ich ferner noch folgende für den Praktiker wertvolle Winke geben.

Bekanntlich hebt ein Zusatz von Oktylalkohol das lästige Schäumen von Flüssigkeiten im Vakuumapparate sofort auf einige Zeit auf. An Stelle von Oktylalkohol läßt nun Herr Geh. Rat Prof. Gadamer zweckmäßig Äther, und zwar mit Benutzung eines Aufsatzes verwenden. Letzterer besteht aus einer Destillationsvorrichtung, in die ein Tropftrichter hineinreicht. Der Tropftrichter wird mit Äther gefüllt, den man in kleinsten

Mengen in den Aufsatz eintreten läßt. Der Äther zerstört sofort die Schaumblasen.

Bei der beim Kapitel „Extrakte" von mir genannten Soxhlet-Vakuum-Destillationsvorrichtung habe ich diese zweckmäßige Anordnung weiter verwendet, indem ich neben dem Dampfabzugsrohr in den Gummikork einen einfachen Schütteltrichter eingesetzt habe (Abb. 5). Letzterer wird mit Äther beschickt und dieser zeitenweise zur schäumenden Flüssigkeit zugetropft. Setzt man dem Äther noch einige Prozente Oktylalkohol bei, so kann man mit einer solchen Vorrichtung die stark schäumendsten Präparate wie Galle, Eiweißlösungen mit Leichtigkeit eindampfen.

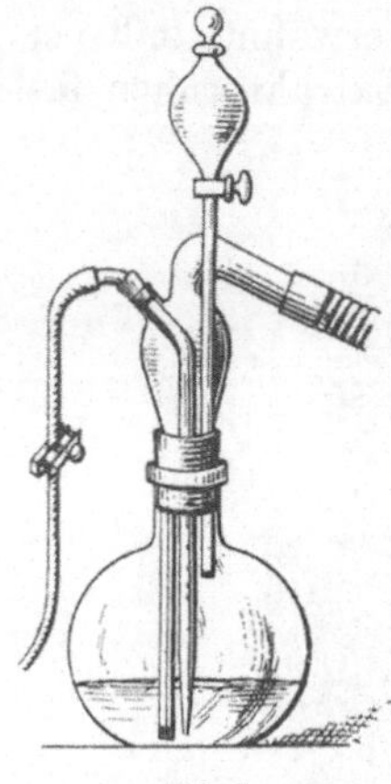

Abb. 5.

Fasse ich das vorliegende Kapitel wieder zusammen, so ist folgendes kurz zu erwähnen: Die Fluidextrakte sind zwar bequeme zweckmäßige Arzneizubereitungen; hochwertige Arzneipräparate dagegen stellen sie nicht dar und stehen den hier schon öfters genannten guten Trockenextrakten an Wert nach. Von den verschiedenen Darstellungsarten der Extraktauszüge muß das Perkolations-Preßverfahren als die geeignetste Methode bezeichnet werden, weil damit schnell und mit Hilfe von relativ geringen Mengen Menstruum die Droge völlig erschöpft werden kann, und weil dadurch wieder zum Eindampfen dieser relativ geringen Mengen Flüssigkeit weniger Zeit und Heizmaterial erforderlich ist.

Die Beantwortung der Frage, mit welchem Menstruum die frischen Pflanzen oder die Drogen auszuziehen sind, um therapeutisch möglichst wertvolles Material zu liefern, bedarf noch vielen Studiums.

Das Abdampfen der Perkolationsauszüge hat nur in luftverdünntem Raume zu geschehen, wobei bei stark schäumenden Flüssigkeiten das Zufließenlassen von Äther mit Zusatz von Oktylalkohol sehr zu empfehlen ist.

Die Fluidextrakte sind bei mittleren Temperaturen zu lagern; sie dürften unter diesen Bedingungen ihren therapeutischen Wirkungsgrad am längsten beibehalten.

Zum Schlusse des vorliegenden Kapitels „Extrakte" mögen noch einige Untersuchungen und Erfahrungen bekanntgegeben werden, die in meinem Laboratorium im Laufe der letzten zwei Jahre gemacht wurden.

Extr. Filicis. Bei Verarbeitung von Rhiz. Filicis zum Extrakt muß die Frage gestellt werden, ob die nach dem Arzneibuch 5 vorgeschriebene Mazeration oder ob eine Perkolation vorzuziehen ist, bzw. ob letztere ein gehaltreicheres Extrakt als erstere Methode liefert. Zweitens muß klargestellt werden, ob die auf den Bruch grüngefärbten Rhizome eine bessere Rohfilicinausbeute als die bräunlichbrechenden Rhizome ergeben.

Die diesbezüglich angestellten Untersuchungsergebnisse sind folgend kurz zusammengestellt.

Filixextrakt erhalten	1. durch Mazeration	2. durch Perkolation	3. durch Perkolation
a. mit einer Menge von Rhizompulver	250 g grünbrechend handgelesener Rhizome	250 g grünbrechend handgelesener Rhizome	250 g handgelesener braunbrechender Rhizome
b. mit einer Äthermenge	1250 g	1000 g	1000 g
c. Extraktausbeute	5,6%	6,2%	5,35%
d. Spez. Gewicht des Extraktes	0,9481	0,9541	0,9520
e. Rohfilicingehalt	10,8%	11,3%	13,4%

Nach dem Ergebnisse vorstehender Versuche ist bei der Herstellung von Filixextrakt die Perkolation der Mazeration vorzuziehen, weil dadurch nicht nur bessere Ausbeuten, sondern auch gehaltreichere Extrakte erhalten werden. Die Arzneibücher anderer Länder schreiben daher mit Recht die Perkolation vor.

Es ist eine irrtümliche Meinung, daß die braunbrechenden Rhizome gegenüber den grünbrechenden gehaltärmer an Rohfilicin sind. Ein Unterschied zwischen beiden gleich bereiteten Extrakten hat sich in der Ausbeute gezeigt. Nachzuprüfen wäre noch, ob das aus grünbrechenden Rhizomen erhaltene Extrakt eine viel größere therapeutische Wirkung zeigt als das aus braunbrechenden Rhizomen gewonnene Extrakt.

Extr. Belladonnae und Hyoscyami. Im Arzneibuch 5 waren die narkotischen Extrakte „Colocynthidis, Opii, Strychni" bereits in der Form von trockenen Extrakten aufgenommen. Es ist zu begrüßen, daß die Arzneibuchkommission im Arzneibuch 6 nun einen Schritt weitergegangen ist und die noch beiden übrigen narkotischen Extrakte des Arzneibuches, nämlich Extr. Belladonnae und Hyoscyami, in trockene Extrakte übergeführt hat. Es war immer schon eine mißliche Sache, wenn dicke Extrakte, deren Wassergehalt beim Aufbewahren stark schwanken kann, in der Reihe von narkotischen Zubereitungen vorzufinden waren.

Im amerikanischen, englischen, ungarischen, norwegischen Arzneibuche sind die Extrakte von Belladonna und Hyoscyamus bereits in trockener Form aufgenommen worden. Von den hier genannten Arzneibüchern wurde zur Trockenextraktherstellung Stärke oder Magnesia usta oder Dextrin oder Belladonnablätterpulver oder Milchzucker mit verwendet. Die Gründe, welche maßgebend waren, daß das Arzneibuch 6 zur Bereitung von Extr. Belladonnae und Hyoscyami sicc. Dextrin vorschreibt, habe ich bereits beim Kapitel „Extrakte“ dargelegt. Die Arzneibücher der Schweiz und von Ungarn lassen bei der Alkaloidbestimmung das Hyoscyamin mit Ammoniak abscheiden, während das Arzneibuch 5 Natriumkarbonatlösung vorschrieb. Es war daher die Frage zu beantworten, ob bei der Alkaloidbestimmung die Base „Hyoscyamin“ zweckmäßiger mit Natriumkarbonat oder mit Ammoniakflüssigkeit abzuscheiden ist. Die von mir angestellte Nachprüfung lautete zugunsten einer Verwendung von Ammoniakflüssigkeit, wie folgende Resultate zeigen:

Im nämlichen **Belladonna-Extrakt** wurde ein Gehalt an Hyoscyamin gefunden, und zwar die Alkaloide abgeschieden:

a) mit Natriumkarbonatlösung	= 1,17 %	
	= 1,18 %	
	= 1,05 %	
	= 1,08 %	Hyoscyamin gefunden
b) mit Ammoniakflüssigkeit	= 1,76 %	
	= 1,76 %	
c) Methode nach Herzog u. Hanner	= 1,71 %	
d) Münchner Verfahren	= 1,80 %	

Im nämlichen **Bilsenkrautextrakt** wurde ein Gehalt an Hyoscyamin gefunden, und zwar die Alkaloide abgeschieden:

a) mit Natriumkarbonatlösung	= 0,30 %	
	= 0,37 %	Hyoscyamin gefunden
b) mit Ammoniakflüssigkeit	= 0,635 %	
	= 0,69 %	
c) Verfahren nach Herzog u. Hanner	= 0,63 %	

Auf ein Kuriosum sei hier noch hingewiesen! Das Arzneibuch 5 verlangt von Fol. Hyoscyami einen Hyoscyamingehalt von 0,07 %, vom Extrakte einen solchen von 0,5 %. Nun geben die Folia Hyoscyami eine Extraktausbeute zwischen 20—25 %. Es errechnet sich demnach für den Extrakt, wenn er mit vorschriftsmäßigen Fol. Hyoscyami hergestellt wird, ein Hyoscyamingehalt von höchstens 0,28—0,35 % aus, während, wie oben erwähnt, das Arzneibuch einen Gehalt von 0,5 % Hyoscyamin verlangt.

Einen solchen Gehalt an Hyoscyamin fordert nur noch das italienische Arzneibuch. Die anderen schreiben nur einen Gehalt von 0,3% Hyoscyamin vor. Die Erklärung hierfür ergibt sich durch die Untersuchungen von Anselmino (Archiv der Pharmazie 1913, Bd 251, S. 366). Dieser Untersucher fand, daß beim Ausziehen von Bilsenkrautblättern mehr Alkaloid in den Weingeist als in den Äther übergeht.

Extractum Opii. Bekanntlich wird im Opium handelsüblich das Morphium durch die Kalkmethode ermittelt, weil damit höhere Werte erhalten werden. Es war daher bei Bearbeitung dieses Artikels die Frage gestellt worden, ob nicht das Arzneibuch 6 sich wieder dieser Kalkmethode bedienen sollte. Eine Nachprüfung der beiden Bestimmungsverfahren war notwendig. Während ein Teil der Nachprüfer mit der Kalkmethode gute Resultate erzielte, war umgekehrt eine Anzahl von Fachgenossen zu entgegengesetztem Ergebnisse gelangt, so daß man sich schließlich entschloß, die alte Ammoniakmethode vorzuschreiben. Die von mir angestellten Nachprüfungen lauteten:

a) für Opium pulv.

nach der Ammoniakmethode Morphin bestimmt $= 11,62\%$
nach der Kalkmethode Morphin bestimmt $\quad = 13,8\%$
$\qquad\qquad\qquad\qquad\qquad\qquad\qquad = 13,8\%$ Morphin
$\qquad\qquad\qquad\qquad\qquad\qquad\qquad = 13,1\%$
$\qquad\qquad\qquad\qquad\qquad\qquad\qquad = 13,1\%$

b) für Opiumextrakt

nach der Ammoniakmethode Morphin bestimmt $= 20,5\%$
nach der Kalkmethode Morphin bestimmt $\quad = 20,5\%$ Morphin
$\qquad\qquad\qquad\qquad\qquad\qquad\qquad = 20,1\%$

Extractum Strychni. Semen Strychni hat einen Fettgehalt von 2,9—3,7%. Bei dem Ausziehen des Pulvers der Strychnussamen mit verdünntem Weingeist wird teilweise dieses Fett mit gelöst. Der Fettgehalt des Extraktes wirkt nun bei der Anstellung der Gehaltsbestimmung besonders störend. In der Fachliteratur fehlt es daher nicht an Vorschlägen, das Fett vor der Verarbeitung der Droge hinwegzuschaffen.

Das italienische Arzneibuch läßt die Droge bereits mit Petroläther, das schwedische mit Benzin entfetten. Von anderer Seite wurde vorgeschlagen, das Drogenpulver mit 58—59% Volum Alkohol zu extrahieren, weil dadurch möglichst wenig Fett gelöst werden soll. Es ist zu begrüßen, daß das Arzneibuch 6 vor der Extraktherstellung eine Entfettung des Strychnussamenpulvers mit Petroleumbenzin vorschreibt.

Wie störend der Fettgehalt bei der Alkaloidbestimmung von Strychnosextrakt wirken kann, mag aus folgenden Untersuchungsergebnissen ersehen werden:

Ein stark fetthaltiger Strychnosextrakt zeigte

	$= 3,45\%$	
	$= 4,3\%$	
	$= 6,14\%$	
	$= 8,3\%$	Strychnin
nach der Methode von Fromme	$= 15,4\%$	und
mit Petroläther zuvor entfettet	$= 13,8\%$	Brucin
mit Bimsstein zerrieben	$= 13,3\%$	
andere Untersucher fanden ohne Entfettg.	$= 12,32\%$	
	$= 12,28\%$	

Ein weniger fetthaltiger Strychnosextrakt:

andere Untersucher fanden	$= 14,8{-}15,6\%$	Strychnin
Rapp fand	$= 14,5\,\text{u}.13,2\%$	und
nach der Methode von Herzog u. Hanner	$= 13,1\%$	Brucin

Das Fett hüllt scheinbar die Alkaloide ein und verhindert, daß die $^1/_{10}$ n-Salzsäure diese ganz löst, auch wenn man Alkohol zur Mischung hinzusetzt. Durch eine Entfettung des Drogenpulvers fällt bei der Alkaloidbestimmung diese Fehlerquelle hinweg; man erhält dann gleichmäßige Resultate.

Extractum Chinae fluid. Bei der Herstellung von Chinafluidextrakt hat man sich die Frage vorzulegen, ob man ein Präparat zu gewinnen wünscht, das in der Hauptsache die Chinaalkaloide enthält, oder ob man vorwiegend die tonische und adstringierende Wirkung von Chinasäure, Chinagerbsäure, von Chinovin wünscht. In ersterem Falle muß man mit verdünntem Weingeist, in letzterem Falle mit Wasser, eventuell mit Zugabe von etwas Salzsäure extrahieren.

Das Chinafluidextrakt zeigt mit Wasser bereitet einen Gehalt an Chinabasen von etwa 3,5%, mit Weingeist dargestellt einen solchen von etwa 6%. Die Kennzahlen des Chinafluidextraktes sind: Spez. Gewicht 1,029—1,12%, Trockenrückstand 22—33%, nicht weniger als 28%; Aschegehalt höchstens 4%. Ein selbsthergestellter Extrakt ergab bei der Untersuchung folgende Werte: Spez. Gewicht 1,081, Trockenrückstand 27,2%, Aschegehalt 1,07%. Zum Erschöpfen der Droge war die 9fache Menge Menstruum nötig.

Die wässerigen Perkolationsauszüge von Chinarinde zeigen große Neigung zur Schimmelbildung. Man tut daher gut, wenn man die Nachläufe möglichst bald eindampft, und zwar im luftverdünnten Raume, weil nur damit klarlösliche Präparate erhalten werden.

Die neue Alkaloidbestimmung nach dem Arzneibuche ist so einfach und elegant auszuführen, daß man sich keine bessere wünschen kann. Auf die Benutzung eines prima Traganthpulvers zur Klärung ist hier ganz besonders hinzuweisen.

Extractum Condurango fluidum. Die Herstellung und Prüfung des Condurangofluidextraktes haben immer das Interesse der Fachgenossen erregt; es liegt daher eine große Anzahl von diesbezüglichen Veröffentlichungen vor. Linde schlägt vor, zur Perkolation stärkeren Alkohol, als das Arzneibuch 5 vorschreibt, verwenden zu lassen, da in der Rinde Harze vorkommen, die nur durch stärkeren Alkohol gelöst werden. Conrady will mit Wasser von 50° die frisch gemahlene Rinde völlig erschöpfen können. Zum Erschöpfen der Rinde benötigen die einen Fachgenossen die 3,7—5fache, die anderen die 7fache Menge des vorgeschriebenen Arzneibuch-Menstruums. Der Gehalt an Extraktivstoffen in der Condurangorinde ist sehr verschieden. Man tut daher gut, wenn man vor der Bereitung des Extraktes sich überzeugt, ob das Rindenpulver einen genügenden Extraktgehalt aufweist.

Anhaltspunkte hierfür geben folgende Untersuchungsergebnisse:

Untersucher	Fromme	Jaiser	Merck	Schwik-kard	Ziegler	Rapp
Spez. Gewicht	1,035 bis 1,06	1,04 bis 1,06	1,03—1,06	1,023 bis 1,045	1,06	1,035
Trockenrückstand	16 bis 20%	11,8 bis 26,5% !	nicht weniger als 16%	15,05 bis 18,08 %	18,98 %	14,8%
Aschegehalt	1,5 bis 1,9%	—	höchstens 2%	1,05 bis 1,37 %	—	1,07%

Als vorschriftsmäßiger Trockenrückstand muß mindestens 16% gefordert werden.

Von den Vorschlägen zur Prüfung von Condurangofluidextrakt sind folgende zu erwähnen: Infolge des Gehaltes an Condurangin trübt sich eine Mischung von Fluidextrakt mit Wasser beim Erhitzen stark. Diese hellt sich beim Erkalten wieder auf, jedoch nur bis zu einer durchscheinenden Trübung. Der nicht unbedeutende Gerbstoffgehalt der Rinde hat verschiedenen Fachgenossen Veranlassung gegeben, diesen zur Wertbestimmung des Fluidextraktes heranzuziehen. Linke brachte die Fällung der Gerbstoffe zur Wägung; Richter bestimmte nach Zusatz von Kochsalzlösung nach einer gewissen Zeit das Volumen des Niederschlages; Bohrisch zog die Rinde mit Äther aus und wog den damit erhaltenen und eingetrockneten Extrakt.

Durch keines dieser Verfahren werden die charakteristisch wertvollen Glykoside der Rinde erfaßt, sondern lediglich nebensächliche Werte ermittelt, denen keinesfalls eine ausschlaggebende Bedeutung beizumessen ist, jedenfalls keine größere als der Extraktgehaltsbestimmung. Weshalb diese vorläufig allen anderen Verfahren vorzuziehen ist.

Extractum Frangulae fluidum. Die einheimische Frangularinde hat während des Krieges gegenüber der ausländischen Sagradarinde eine bevorzugtere Bedeutung erlangt. Die Verarbeitung dieser Droge ist daher eine weit größere als früher geworden.

Die volle therapeutische Wirkung der Frangularinde ist nur von einer zweijährigen Ware zu erwarten. Nach Aweng soll die frische Rinde eine brechenerregende Wirkung entfalten, die allerdings durch einstündiges Erhitzen auf 100° C verlorengehen soll. Es muß sich also in der frischen Rinde zur Entfaltung der wertvollen, abführenden Wirkung eine Fermentation abspielen. Leider besitzen wir noch keine Prüfungsmethoden, um frische Ware von abgelagerter sicher unterscheiden zu können. Wenn man nicht vorzieht, die Ware selbst zwei Jahre lang lagern zu lassen, so muß man schon eine sehr zuverlässige Bezugsquelle haben. Die wichtigsten Arbeiten über diese Droge stammen von Kroeber. Zur Prüfung der bezogenen Extrakte sind verschiedene Untersuchungsmethoden für das Arzneibuch in Vorschlag gebracht worden. Richter fordert eine Emodinbestimmung; Tunmann eine Sublimationsprobe; Kroeber den Oxymethyl-anthrachinon-Nachweis im Schaume. Eine Emodinbestimmung ist nach Prof. Brand, Frankfurt, zwar möglich; diese gibt aber kein Maß für die Menge wirksamer Substanzen an. Welchen von den Oxymethylanthrachinon-Nachweisen der Vorzug gegeben werden soll, erscheint weniger wichtig. Für pharmazeutische Prüfungszwecke werden wir vorläufig noch immer auf die Ermittlung des Trockenrückstandes und Aschegehalts zurückgreifen müssen, wenn auch diese Methoden nur ein relatives Maß von Güte der Ware verraten können. Die Analysenwerte von Frangula-fluidextrakt sind folgende:

Untersucher	Amort, Roth	Kroeber	Caesar & Loretz	Merck	Schwikkard	Rapp
Spez. Gewicht	1,03	1,03 bis 1,05	1,041	1,03—1,05	1,026 bis 1,041	1,04
Trockenrückstand	17%	18—24%	18,45%	nicht weniger als 18%	15,02 bis 18,54%	17,1%
Aschegehalt .	1%	höchstens 1%	—	höchstens 1%	0,53 bis 0,69%	1,08%

Extractum Hydrastis fluidum. Das Hydrastisfluidextrakt, das in den letzten Jahren aus der Rezeptenmappe der praktischen Ärzte fast ganz verschwunden ist, wird heute meistens durch Verordnungen von Hydrastinin ersetzt.

In dem Hydrastisrhizome findet sich neben dem Alkaloid Hydrastin eine reichliche Menge eines zweiten Alkaloids, nämlich das Berberin vor. Letzteres ist weniger gut in verdünntem Alkohol löslich und reißt beim Abscheiden stets Hydrastin mit. Die Vorschläge zur Verbesserung der Bereitungsweise des Hydrastisextraktes gehen daher alle dahin, die Löslichkeit der beiden Alkaloide im Fluidextrakte zu erhöhen, und zwar durch Zusätze von 0,1—0,2% Weinsäure (Kunze, Linde) oder durch Extraktion des Wurzelstockes mit 80—90% Alkohol (Derlin, Scriba). Das Arzneibuch 6 hat 90% Alkohol statt verdünnten vorgeschrieben. Damit der Alkoholgehalt beim Arbeiten nicht vermindert wird, wurde das Eindampfen der Nachläufe zur Extraktdicke und das Auflösen dieses Extraktes in der fehlenden Menge 90% Alkohol vorgeschrieben. Zum Erschöpfen der Droge benötigte ich nach der neuen Arzneibuchvorschrift die 6—7fache Menge Alkohol. Der Trockenrückstand ist nach der neuen Vorschrift niedriger, etwa 16% statt 20% nach den Angaben des Arzneibuches 5.

Die Kennzahlen des Hydrastisfluidextraktes waren bisher:

Untersucher	Jaiser	Linke	Schwikkard	Ziegler	Rapp Arznei- buch- ware 6
Spez. Gewicht . .	0,954—0,995	0,9745	—	0,980	0,9066
Trockenrückstand	14—25%	20,94%	18,7—20,5%	22,109	16,05%
Aschegehalt . . .	—	—	0,52—0,99%	—	0,313%
Hydrastingehalt .	—	2,79%	2,2—3,1%	—	2,48%

Die neue Gehaltsbestimmung nach Gadamer gibt sehr gut übereinstimmende titrimetrische Resultate, wie nachfolgende Untersuchungen zeigen.

$$\text{Hydrastisfluidextrakt D.A.B. 6 titrimetrisch} = \left. \begin{cases} 2,487\ \% \\ 2,401\ \% \\ 2,401\ \% \\ 2,474\ \% \\ \overline{\text{gewichtsanalytisch}\quad 2,937\ \%} \end{cases} \right\} \text{Hydrastin}$$

Extractum Ipecacuanhae fluidum. Dieses Extrakt wird nach dem Ergänzungsbuche des deutschen Arzneibuches 5

mit Spiritus dilut., nach dem dänischen Arzneibuche mit 90%
Alkohol, nach dem schwedischen mit 90% Alkohol und 5% Salz-
säurezusatz hergestellt. Um darüber Klarheit zu schaffen, welche
Bereitungsweise im neuen Arzneibuche einzuschlagen ist, sind
folgende Untersuchungen angestellt worden:

Es zeigte einen Gehalt an Emetin:

Die benützte Rad. Ipecac.	Das Fluidextrakt bereitet mit Spirit. dilut.	Das Fluidextrakt bereitet mit Spirit. dil. und 0,2% Salzsäure	Das Fluidextrakt mit 90% Spiritus bereitet
1,87%	1,439%	1,38%	1,39 g Emetin

Zum Erschöpfen dieser Droge ist die 5—6fache Menge Alkohol
nötig gewesen.

Weitere Kennzahlen sind:

Untersucher	Gehe	Merck	Rapp
Spez. Gewicht	0,974—1,054	0,96—0,99	0,970
Trockenrückstand	17—21%	nicht weniger als 12%	19,51—20,0%
Aschegehalt	—	höchstens 3%	0,44%

Das Ergänzungsbuch zum deutschen Arzneibuche schreibt einen
Gehalt von 1,8% Emetin vor. Dieser ist aber nicht immer zu erreichen. Der Emetingehalt kann daher im deutschen Arzneibuch 6
nicht so hoch gefordert werden. Die Aufnahme von Extr. Ipeca-
cuanh. fluid. in das Arzneibuch 6 wurde wieder fallengelassen.

Extr. Secalis cornut. fluid.

Durch die neueren Arbeiten auf dem Gebiete der Mutterkorn-
forschung ist es nun gelungen, Secale auf chemischem Wege zu
standardisieren. Von diesen Forschungen hat bereits das neue
Arzneibuch Gebrauch gemacht und einen Gehalt von 0,05%
Mutterkornalkaloide für Secale cornutum vorgeschrieben.

Es war nun die Frage zu beantworten, ob für das aus ein-
gestelltem Secale bereitete Fluidextrakt eine Ergotaminbestim-
mung notwendig ist oder nicht. Die Antwort lautet „ja“, obwohl jeder Apotheker das Secalefluidextrakt im eigenen Laboratorium herstellen sollte. Das Secalefluidextrakt ist eine unserer
wichtigsten therapeutischen Zubereitungen und gerade hier
kommt es vor, daß nicht selten minderwertige Handelspräparate
angetroffen werden.

Leider war die Zeit zur gründlichen Bearbeitung einer Gehaltsbestimmungsmethode für Secalefluidextrakt nicht mehr aus-

reichend, und so kam es, daß das deutsche Arzneibuch 6 keine Gehaltsbestimmungsmethode, sondern nur Reaktionen bringt.

Bei der Herstellung des Secalefluidextraktes ist ganz besonders zu beachten, daß wegen der Löslichkeit und Empfindlichkeit der Secalebasen die Extraktauszüge nur im luftverdünnten Raume eingedampft werden dürfen. Der Zusatz von Salzsäure bei der Extraktion war nicht zu ändern, da auch andere Arzneibücher mit Säurebeigabe ausziehen lassen. (Das holländische Arzneibuch mit Weinsäure und das Schweizer Arzneibuch mit Essigsäurezusatz.) Eine Entfettung von Secale cornutum, das bis 30% Fett enthalten kann, würde ich vor der Extraktbereitung für zweckmäßig halten, da sich sicher die nachfolgende Extraktion günstiger gestalten würde. Die Trockenrückstandsbestimmung wurde im deutschen Arzneibuch 6 nicht mehr vorgeschrieben, da diese nur relativen Wert besitzt. Die alten Kennzahlen für Secalefluidextrakt sind folgende:

Untersucher	Gehe	Herzog	Jaiser	Kunz	Merck	Rapp	Schwikkard	Ziegler
Spez. Gewicht	1,035	1,012	1,022	—	1,04 bis 1,06	1,0636	1,037 bis 1,077	1,051
Trockenrückstand	15 bis 20%	13 bis 17%	12,5 bis 18%	15,7 bis 16,8 %	nicht unter 16%	17,7 bis 18,1 %	14,3 bis 22,7 %	17,56 bis 18,1%
Aschegehalt	—	—	—	2,38 %	höchstens 3%	2,19 %	1,73 bis 3,06%	2,19%

Die beiden vom deutschen Arzneibuch 6 vorgeschriebenen Identitätsreaktionen, nämlich die Keller-Fromme Cornutinprobe und die Fällungsmethode mit Meyers Reagens sind stets auszuführen. Letztere soll nach den Angaben von Arends (Pharm. Ztg 1925, S. 567) etwa wie die Esbachsche Eiweißprobe annähernd quantitative Ergebnisse zeitigen.

Hinweise auf neuere Bearbeitungen.

Peyer: Apoth. Ztg **1926**, Nr 22/23.
Seifert: Pharm. Ztg **1926**, 1303.
Schnabel: Pharm. Ztg **1926**, 1334.
Eschenbrenner, H.: Pharm. Ztg **1927**, 36, 37.
Scorville: Amer. J. Pharm. Assoc. **1927**, Nr 12.
Fischer u. Horkheimer: Südd. Apoth. Ztg **1928**, Nr 24.

Über Extr. Filicis:

Brünning: Apoth. Ztg **1927**, 859.
Bauer, R.: Pharm. Ztg **1927**, 219.
Eschenbrenner, H.: Pharm. Ztg **1927**, 11.
Peyer: Apoth. Ztg **1928**, Nr 22.

Über Extr. Belladonnae et Hyosciami:

Kaiser u. Eggensperger: Südd. Apoth. Ztg **1927**, Nr 103.
Eschenbrenner, H.: Pharm. Ztg **1927**, 1462.
Franklin: Pharm. J. **1927**, Nr 3337, pag 395.

Über Extr. Secale cornut. fluid.:

Wiebelitz: Pharm. Ztg **1927**, 844.
Kaiser u. Eggensperger: Südd. Apoth. Ztg. **1927**, Nr 103.
Eschenbrenner, H.: Pharm. Ztg **1928**, 13.
Rapp u. Lechler: Pharm. Ztg **1928**, 76.
Prybill u. Maurer: Pharm. Ztg **1928**, 46.
Holdermann: Südd. Apoth. Ztg **1928**, Nr 9.

IV. Pillen.

Eine der bekanntesten und beliebtesten pharmazeutischen Zubereitungen ist die Pille. Sie ist zugleich eine von den galenischen Präparaten, die der Apotheker meist eigenhändig anfertigt, da die maschinellen Einrichtungen zur Herstellung von Pillen eine nicht so große Vervollkommnung als wie bei der Tablettenfabrikation erfahren haben.

Bei der Anfertigung von Pillen kommt es wie bei keiner anderen galenischen Zubereitung auf die Geschicklichkeit des die Pillen herstellenden Apothekers an. Eine gute Pille darf nicht zu weich und auch nicht zu hart sein, sie muß sich restlos im Magen-Darmtraktus lösen. Diese Bedingung ist je nach den Eigenschaften der Pillenbestandteile nicht immer einfach zu erfüllen.

Wir haben bei der Anfertigung von Pillen zu unterscheiden zwischen dem wirksamen Stoffe, dem Medikamente, dann dem Pillenkonstituens, eventuell einem weiteren Bindemittel und dem Anfeuchtungsmittel. Als Pillenkonstituens und Bindemittel wurden von altersher empfohlen: Rad. Althaeae pulv., Rad. Liquiritiae pulv., Succus Liquiritiae pulv., Sacch. Lactis, Bolus, Pflanzenpulver, Gg. Arabicum, Traganth pulv. Neuerdings sind für diese Zwecke Hefe und Hefeextrakt, dann Adeps Lanae mit und ohne Zusatz von Wachs empfohlen worden. Zum Anstoßen der Pillenmassen wurden Wasser, Mucilago Gg. Arabici, Glyzerin, Zuckersirup, Spiritus, Spiritus saponatus, Succ. Liquiritiae depurat. und eine größere Anzahl von dicken Extrakten, wie Extr. Absynthii, Gentianae, Trifolii, Chinae usw. verwendet.

Wenn man vorstehende Präparate kritisch bewertet, so muß man zunächst alle Zusätze von Pflanzenschleim abfällig beurteilen, da diese Zusätze nur harte Pillen geben, die sich im Magen schwer oder gar nicht lösen. Die mit dem bekannten Pillenkonstituens

„Pulv. et succ. Liquiritiae“ bereiteten Pillen sind anfangs brauchbar; aber auch diese werden bald hart und schwer löslich.

Relativ gute Pillen erhält man, wenn die Pillenmasse mit den dicken Extrakten der Arzneibücher, z. B. mit Extr. Absynthii, Gentianae, Trifolii fibrini usw. angestoßen werden. Diese enthalten nicht unerhebliche Mengen von hygroskopischen Salzen (bis 25% Asche), welche stets Feuchtigkeit anziehen und Schuld haben, daß die Pille nicht zur harten Masse eintrocknet.

Wenn daher der ältere Arzt bei seinen Pillenordinationen mit Vorliebe diese dicken Bitterextrakte mitverwenden hat lassen, so wird er bewußt zwei Zwecke im Auge gehabt haben. Erstens wollte er damit erreichen, daß die verschiedenen Pillen nicht zu hart werden und zweitens wollte er zugleich ein Stomachikum darreichen. Es ist bedauerlich, daß diese Zusätze von dicken Bitterextrakten in den Pillenordinationen der jetzigen Ärztegeneration, speziell in denen der Kassenärzte, völlig verschwunden sind.

Der gleiche Zweck wie mit den Zusätzen der dicken Bitterextrakte wird heute mit dem Zusatze der sog. Hefemasse „Cenomassa“ erzielt. Der Hefeextrakt enthält so viele hygroskopische Salze, daß ein völliges Eintrocknen der Pillenmasse nicht stattfinden kann; außerdem zeichnet sich der Hefeextrakt wie der Fleischextrakt durch seinen die Magensekretion anregenden Gehalt an Aminoverbindungen aus. Die Vorzüge der Cenomassa sind schon des öfteren von anderer Seite hervorgehoben worden. Ich kann mich daher kurz fassen, wenn ich den Kollegen rate, allüberall zur Pillenbereitung als Grundkörper „Cenomassa“ zu verwenden, wenn nicht Gründe chemischer Unverträglichkeit dagegen sprechen. Ich lasse an anderer Stelle eine Vorschrift von Trockenhefe und von Trockenhefeextrakt folgen, und zwar aus dem Grunde, weil bereits minderwertige Hefeextrakte mit schwarzbrauner Farbe und fast ekelerregendem Geschmacke im Handel sind, die ausgeschaltet werden müssen.

Außer dieser Eigenschaft, daß eine Pille nicht zu hart werden darf, erscheint eine zweite Eigenschaft noch viel wichtiger, und zwar ihre Zerfallbarkeit in Wasser. Wenn man Pillen in Wasser legt und sie ohne zu schütteln mehrere Stunden beobachtet, so kann man verfolgen, wie die Pille äußerlich wohl weich wird, daß nach mehreren Stunden, vielleicht beim Berühren mit einem dünnen Glasstabe, auch der Pillenkern weich geworden ist; aber ein sog. Zerfallen der Pille tritt, ohne daß man schüttelt, selten ein. Gerade diese Zerfallfähigkeit macht die Tablette als zweckmäßiges Medikament so wertvoll. Je schneller die Tablette zerfällt, desto eher ist es möglich, daß die Resorption der Verdauungssäfte in ausgedehntestem Maße einsetzen kann. Bei einem später angeführten Beispiele werden wir sehen, daß die Adeps-Lanae-Pille, weil deren Zerfallfähigkeit erst im Dünndarm erfolgen kann, eine verminderte Resorption zeigt.

Auch bei der Tablettenherstellung hat man erst im Laufe der Jahre dieser wichtigen Eigenschaft die volle Beachtung geschenkt. Es ist eine wahre Freude für einen Apotheker, wenn er beobachten kann, wie z. B. eine Aspirintablette, in Wasser geworfen, zerfällt. Nicht jeder Quellkörper ist hierzu geeignet, und unter den einzelnen Quellkörpern sind wieder Unterschiede zu beobachten.

Es scheint nun kein Grund dagegen zu sprechen, daß auch für die Pille Vorschriften von genügender Zerfallfähigkeit eingeführt werden, um so mehr, als mit Beigabe des dazu notwendigen Quellkörpers der Zusatz eines jeden weiteren Bindemittels sich erübrigt.

Um die richtige Wahl aus der Anzahl der gebräuchlichen Quellkörper als Zusatz bei der Pillenbereitung zu treffen, wurden folgende Versuche angestellt:

Es wurden Pillen mit den üblichen Grundkörpern „Uenomassa“ und „Bolus“ hergestellt und diesen Pillen Zusätze von Agar Agarpulver, von Amylum Marantae und von Laminaria digitata pulv. beigefügt. Von Laminaria wurden erprobte Quellstifte ausgesucht und pulverisiert. Zum Anstoßen verwandte ich gleiche Teile Glyzerin und Wasser. Diese Pillen wurden sofort und nach Ablauf der angegebenen Zeiten auf ihre Zerfallbarkeit geprüft, indem sie in ein Becherglas mit Wasser geworfen und ohne zu schütteln x-Stunden zur Beobachtung stehen gelassen wurden.

Aus gegenüberstehender Versuchsanordnung geht hervor, daß ein Zusatz von Laminariapulver zur Pillenmasse zwecks Erzielung einer guten Zerfallbarkeit am günstigsten zu sein scheint; dann folgt als vorteilhafter Zusatz Marantastärke; dagegen ist scheinbar die Beigabe von Agarpulver weniger brauchbar. Das Bild, das man beim Zerfall der Laminariapillen beobachten kann, ist so lehrreich, daß jeder Apotheker daran eine Freude haben muß. Es bildet sich um die Pille zuerst ein kranzförmiger Kreis von Zerfallsteilchen, der immer umfangreicher wird, bis der innerste Kern zerfallen ist. Es läßt sich also durch den Zusatz von Laminariapulver tatsächlich jede Pille, auch wenn sie äußerlich noch so hart erscheinen mag, durch Einlegen in Wasser in ihre Teilchen zerlegen.

Diese Fähigkeit, sicher zu zerfallen, erscheint mir für die Pillenmedikation so wertvoll, daß ich nicht umhin kann, den Kollegen den Rat zu geben, jeder Pillenmasse 10% Laminariapulver[1] beizufügen.

Mit der Blaudschen Pille obige Prüfung ohne Zusatz von Laminariapulver angestellt, ergab, daß diese in Wasser gelegt nach 12 Stunden noch nicht zerfallen, während die Pille mit Laminariazusatz schon nach 3 Stunden als Brei am Boden des Gefäßes ausgebreitet zu sehen war.

Nicht weniger wichtig als die Zerfallbarkeit der angefertigten und gelagerten Pillen ist die Einschätzung ihres pharmakologi

Versuche mit verschiedenen Quellmitteln als Zusatz zum Pillenkörper.

Es wurde zugesetzt	Die Pillen waren nach Einlegen in Wasser			
	a) sofort nach d. Herstellung geprüft	b) n. 5 Tagen geprüft	c) n. 10 Tagen geprüft	d) n. 16 Tagen geprüft
1. Agar Agar 20% zur Cenomassa	weich	weich	weich	weich
2. Agar Agar 20% zu Bolus	weich	weich	weich	weich
3. Amylum 10% zur Cenomassa	nach 60 Min. zerfallen	nach 110 Min. zerfallen	weich	weich
4. Amylum 10% zu Bolus	nach 30 Min. zerfallen	nach 30 Min. zerfallen	nach 30 Min. zerfallen	nach 30 Min. zerfallen
5. Laminaria pulvis 10% z. Cenomassa	nach 45 Min. zerfallen	nach 45 Min. zerfallen	nach 45 Min. zerfallen	nach 45 Min. zerfallen
6. Laminaria pulvis 10% zu Bolus	nach 15 Min. zerfallen	nach 30 Min. zerfallen	nach 15 Min. zerfallen	nach 30 Min. zerfallen

(nach 12 Stunden)

schen Wirkungswertes. Dieser muß in den Pillen bei kürzerem und sogar bei längerem Lagern unvermindert erhalten bleiben. Es ist daher notwendig, gleichwie bei der Zubereitung anderer galenischer Präparate über Natur und Eigenschaften der zu verarbeitenden Pillenbestandteile genauest wissenschaftliche Sachkenntnis zu besitzen. Man muß bei diesen Arbeiten nicht nur chemische Umsetzungen und Unverträglichkeiten berücksichtigen, sondern man muß auch über enzymatische Vorgänge Bescheid wissen, welch letztere bekanntlich in vielen Pflanzenpulvern vorkommen. Um diese enzymatischen Verhältnisse an einem be

---

[1] Das Laminariapulver habe ich von der bekannten Firma B. Braun-Melsungen bezogen.

kannten Beispiel zu erläutern, sei mir folgende Frage gestattet,
die sich wahrscheinlich noch nicht viele Kollegen vorgelegt haben
werden. Wie stelle ich mit Fol. Digitalis pulv. titr. sachgemäß
Pillen her?

Es ist bekannt, daß die wirksamen Digitalisglykoside bei einem
Wassergehalte von über 5% infolge Enzymwirkung ihre therapeutische Wirksamkeit verlieren. Wir lassen daher Digitalispulver
nach dem deutschen Arzneibuch 5, um es vor überflüssiger
Feuchtigkeitsaufnahme zu schützen, in kleinen Gläschen mit
gutem Verschluß aufbewahren. Das deutsche Arzneibuch 6 wird
in dieser Hinsicht noch weitergehende Anforderungen stellen.
Wenn wir nun auf der einen Seite größte Vorsicht vor Wasser-
aufnahme treffen, bei der Digitalispillenbereitung andererseits
wasserhaltige Flüssigkeiten wie Gummischleim, Succ. Liquiritiae
dep. in das Digitalispulver hineinarbeiten, so muß dieses Verfahren sicherlich direkt verwerflich erscheinen. Man wird, wenn
man therapeutisch wertvolle und haltbare Digitalispillen erzielen
will, Umschau halten müssen, andere als wasserhaltige Zusätze zum
Anstoßen zu wählen. Dies ist dadurch leicht möglich, wenn man
die Digitalisgrundmasse mit Adeps Lanae anhydr. anstößt. Mit
diesem Adeps-Lanae-Zusatz bezweckt man erstens, daß das Digitalispulver, mit einer Fettschicht umhüllt, vor Feuchtigkeitsaufnahme stets geschützt ist, zweitens werden die so bereiteten
Pillen immer weich bleiben, den Magen ungelöst passieren, im
Dünndarm erst zur Resorption gelangen und deshalb die so gefürchteten gastrischen Erscheinungen nicht hervorrufen. Vorzüge,
die bei der so wichtigen Digitalismedikation nicht hoch genug
bewertet werden können.

Die so bereiteten Digitalis-Adeps-Lanae-Pillen werden in unserer
Münchener Krankenanstalt seit mehreren Jahren reichlich ordiniert. Gegenüber früheren Zeiten sind irgendwelche Klagen seitdem nicht laut geworden. Auf den medizinischen Abteilungen
werden andere per os zu verabreichende Digitalispräparate relativ
wenig verwendet. Das vorstehende Beispiel ist so lehrreich, daß
ich kein besseres hätte anführen können. Wie bei der Digitalisdroge muß in allen anderen Fällen bei der Pillenbereitung, in
welchen enzymatische Vorgänge bekannt oder zu erwarten sind,
nach diesen Richtlinien verfahren werden.

Eine Frage bei der Herstellung von Digitalispillen mit Adeps
Lanae stand noch offen, nämlich die Frage, ob die mit Adeps
Lanae bereiteten Pillen genau so wirksam sind, als die mit Succus
Liquiritiae oder Extr. faecis hergestellten oder mit anderen Worten,
ob die wirksamen Digitalisglykoside beim Passieren des Dünn-

darmes allein ebenso vollkommen als wie beim Passieren des Magen- und Darmkanals resorbiert werden.

Wir konnten am Krankenmaterial in unserer Anstalt trotz des reichlichen Pillenverbrauches hierüber kein abschließendes Urteil gewinnen. Da mir jedoch die Beantwortung dieser Frage zu interessant und wichtig erschien, stellte ich folgende experimentelle Versuche an.

Versuch I. 20 Stück Digitalispillen a 0,1, welche mit Hilfe von Adeps Lanae bereitet waren, wurden in 20 ccm Wasser im Dampfbade mit Rückflußkühler $1/_2$ Stunde lang und dann nach dem Erkalten mit 10 ccm Colatur an Fröschen (Temporarien), der Giftwert nach dem Einstundenverfahren nach Hale ermittelt.

Während der Auszug der gleichen Fol. Digitalis pulv. titr. einen Giftwert in der Verdünnung von 1:30 zeigte, wurde mit dem Auszuge, der mit Adeps Lanae hergestellten Digitalispillen bereitet war, ein Giftwert in der Verdünnung von 1:25 festgestellt.

Versuch II. Es wurden Pillen mit je 0,1 Methylenblau bereitet einerseits mit Hilfe von Pulv. und Succ. Liquiritiae, andererseits mit Hilfe von Adeps Lanae. Je ein Stück dieser Methylenblau-Succus- und Methylenblau-Lanae-Pillen wurde einer Person in einer Zwischenpause von 8 Tagen gegeben.

Während bei der Methylenblau-Succus-Pille der blaue Farbstoff schon nach $1^1/_2$ Stunden im Harne bemerkbar war und weitere 40 Stunden sichtbar blieb, trat bei der Methylenblau-Lanae-Pille der Farbstoff erst nach 3 Stunden in Erscheinung, verschwand schon nach 30 Stunden.

Versuch III. In ähnlicher Weise wurden Pillen mit je 0,25 Jodkali mit Succus Liquiritiae und Adeps Lanae angefertigt.

Je eine Pille von beiden Präparaten wurde in einer Zwischenpause von 8 Tagen an eine Person verabfolgt. Die Medikation von Jodkali ist zu einer Versuchsanordnung insofern besonders günstig, weil das Jod durch den Harn größtenteils abgeschieden wird und weil nach dem Verfahren von Fellenberg die minimalsten Mengen Jod noch im Harne quantitativ nachgewiesen werden können. Der Harn der Versuchsperson wurde innerhalb 60 Stunden gesammelt und in einem aliquoten Teil der Jodgehalt ermittelt. Während nach Verabreichung von Jodkali-Succus-Pillen noch 80—86% Jod im Harne quantitativ gefunden wurden, waren nach Gaben von Jodkali-Lanae-Pillen nur 53—60%, also zirka 30% Jod weniger, im Harne nachweisbar.

Aus diesen vorstehenden drei Versuchsreihen geht leider übereinstimmend hervor, daß bei Medikation von Adeps-Lanae-Pillen die Resorption von Arzneistoffen keine so vollkommene zu sein scheint, als bei Verabreichung von Succus-Pillen; sei es nun, daß Adeps Lanae den Arzneistoff zu stark einhüllt, so daß die Resorption nur teilweise oder erschwert erfolgen kann, oder daß die Resorption im Dünndarme eine zu kurz dauernde ist. Auf jeden Fall ist der Arzt, sofern man Pillen mit Hilfe von Adeps Lanae anstößt, auf eine verminderte Wirkung aufmerksam zu machen und deshalb die Dosierung vom Arzt, sofern er die gewünschte volle Wirkung erzielen will, höher zu wählen. Bei der Darreichung von Digitalispillen ist diese verminderte Resorption gegenüber den anderen Vorzügen — Weichbleiben, keine weitere Verminderung der Wirkung, Ausfall der gastrischen Erscheinungen — in Kauf zu nehmen, solange wir kein besseres Bindemittel zur Digitalispillenbereitung kennen. Ob Jodkalipillen, die mit einem anderen tierischen Fettstoffe, wie z. B. Sebum, bereitet sind, besser als die Lanae-Pillen resorbiert werden, diese Frage soll einer späteren Untersuchung vorbehalten bleiben.

Nur eine Frage interessierte mich um so mehr, die Frage nämlich, ob nicht bei Verwendung von Lipoidstoffen, speziell von Lecithin, zur Pillenbereitung die Resorption sich nicht günstiger als mit Adeps Lanae gestalten würde. Im folgenden Versuche IV wurde noch diese Frage experimentell beantwortet.

Versuch IV. In gleicher Weise wie im Versuch III wurden Pillen mit je 0,25 g Jodkali hergestellt; nur wurde statt Adeps Lanae hier Lecithin medicinale „Merck" zum Anstoßen verwendet. Je eine Pille wurde einer Versuchsperson eingegeben und der Harn innerhalb 60 Stunden gesammelt.

Die in der gesamten Harnmenge enthaltene Menge Jod[1] betrug 0,1153 Jod im ersten und 0,1038 im zweiten Versuche, oder 54,3—60,5% Jod konnten im Harne wiedergefunden werden. Der Versuch IV zeigte wie Versuch III, daß bei Zusatz von Fettsubstanzen zur Herstellung von Pillen mit einer verminderten Resorption zu rechnen ist.

Einer Arbeit muß hier noch gedacht werden, nämlich des sogenannten Conspergierens der Pille.

Das beliebteste Conspergierungsmittel war stest das Lycopodium. Außer Lycopodium wurde in den letzten Jahren und

---

[1] NB.! Die Jodbestimmungen wurden in Versuch III von Herrn Medizinalpraktikant Sack und in Versuch IV von Herrn Kollegen Oberapotheker Wimmer ausgeführt, welche beide sich mit der Methode „Fellenberg" eingehend vertraut gemacht hatten. Beiden Herren sei auch an dieser Stelle herzlich gedankt.

während des Krieges Talkum, Bolus, Pulv. radix Liquiritiae verwendet.

Ich möchte hier für Ausführung einer zweckmäßigen und zielbewußten Conspergierungsarbeit warm eintreten. Das Publikum ist heute an feinere Aufmachung gewöhnt; hier hat der Apotheker es in der Hand, seine Kunst zum Verschönern zu zeigen. Einige Spezialitätenfabrikanten haben ihre Pillenpräparate schon seit längerer Zeit mit verschiedenfarbigem Zuckerüberzug versehen oder sie versilbert. Wenn der Apotheker seine Alltagsware zwar nicht in solcher eleganten Form zu liefern vermag, so könnte er doch seinen hergestellten Pillen äußerlich ein besseres Aussehen geben, wenn er nämlich diese mit verschiedenfarbigem Puder bestreut. Nach meinen Versuchen dürfte sich Bolus alba ganz besonders dazu eignen. Vor allem haftet der feinst pulverisierte Bolus ganz besonders fest an allen Oberflächen, ferner verleiht er der Pillenoberfläche ein glattes Aussehen und schließlich trocknet Bolus infolge seiner bekannten Wasseraufnahmefähigkeit die Pille oberflächlich aus, so daß bei Verwendung von Hefeextrakt zur Pillenmasse keine Schimmelbildung entstehen kann, was zeitweise vorkommen soll. Um auch diesen Bolusüberzug leicht zerfallbar zu machen, darf ihm nur 20% Marantastärke beigemischt werden.

An die Arbeit der Färbung der Pillen sollte sich zugleich noch eine andere anschließen, nämlich die von Geh.-Rat Prof. Paul vorgeschlagene Bromatik der Arzneimittel. Gerade bei der Pillenmedikation kommt es nicht selten vor, daß empfindliche Patienten sich an dem einen oder anderen Pillengeruche ekeln. Ein geeigneter Zusatz eines Aroma- und Geschmacksstoffes zum Conspergierungsmittel könnte auch hier Abhilfe schaffen. Ich denke zunächst an Zusätze von feinstem Pfefferminzöl oder sogenannten Bonbonessenzen[1] usw.

Auf jeden Fall ist im vorstehenden gezeigt worden, daß es Möglichkeiten gibt, durch Verfeinerung der Aufmachung und durch Wechsel in dieser Aufmachung die heute so beliebte dragierte Pille, wenn auch nur teilweise, aus dem Felde zu schlagen; und zwar um so mehr, als die dragierte Pille gegenüber der Laminariapille nach meinen Versuchen eine ganz verminderte Löslichkeit bzw. Zerfallbarkeit aufweist.

Wenn die Pille ihren Platz unter den galenischen Präparaten behalten und nicht größtenteils durch die Tablette verdrängt werden soll, so muß der Apotheker der Herstellung der Pillen mehr

---

[1] NB.! Ich verdanke der Firma Kurt Georgi eine Reihe von Drops-Essenzen, von denen sich eignen dürften: Pfirsich-, Apfel-, Grenadine- und Tuttifrutti-Fruchtessenz.

Sorgfalt als bislang schenken; in Sonderheit muß er folgende Punkte beachten:

1. Damit die Pille nicht zu hart werden kann, muß die Wahl des Pillengrundkörpers eine zweckmäßige sein. Nicht jeder Grundkörper, noch viel weniger jedes Bindemittel ist geeignet, eine gute Pille zu geben. Außer den alten dicken Extrakten, wie Extr. Absynthii, Chinae, Gentianae, Trifolii usw. entspricht am besten der Trockenhefeextrakt, die „Cenomassa", diesen Anforderungen. In Fällen, in welchen wegen chemischer Umsetzungen der Pillenbestandteile der Trockenhefeextrakt nicht verwendbar ist, benutze man Bolus. In beiden Fällen wird mit gleichen Teilen Glyzerin und Wasser, eventuell mit Glyzerin, die Masse angestoßen.

2. Als zweiter wichtiger Punkt muß die Zerfallbarkeit der Pille in Wasser genannt werden, eine Eigenschaft, welche gerade die Tablette für die Arzneiversorgung so wertvoll macht. Das Zerfallen der Pille steht enge im Zusammenhange mit Punkt 1 und läßt sich durch den Zusatz eines Quellmittels vollkommen erreichen. Nach den Versuchen in vorstehender Arbeit eignet sich ganz besonders das Pulver des bekannten Quellstiftes der Laminariadroge. Man mische jeder Pillengrundmasse 10% Laminariapulver zu oder arbeite dieses Quantum unter die mit Glyzerin (ohne Wasser) angestoßene Pillenmasse. Die so bereiteten Pillen müssen, in Wasser gelegt, innerhalb einer Stunde, ohne zu schütteln, völlig zerfallen sein.

3. Um die Pille therapeutisch hochwertig zu machen und zu erhalten, beachte man außer den chemischen Veränderungen und Unverträglichkeiten der Stoffe ganz besonders enzymatische Vorgänge, die vielfach in den zur Pillenherstellung benutzten Pflanzenpulvern statthaben. Solche schädigende Enzymwirkungen können z. B. in der Digitalisdroge vorteilhaft vermieden werden, wenn man das Digitalispulver mit Adeps Lanae anstößt.

Durch Versuche in vorstehender Abhandlung wurde zwar der Beweis erbracht, daß durch den Zusatz von Adeps Lanae die Resorption der wirksamen Digitalisglykoside um zirka 30% geringer ist; jedoch die Vorzüge dieser Bereitungsweise sind andererseits so groß, daß diese durch verminderte Resorption eintretende Abschwächung gegenüber den Nachteilen bei anderweitiger Herstellung mit in Kauf genommen werden muß, solange wir keine bessere Darstellungsweise kennen. Es kann eventuell durch höhere Gaben ein Ausgleich geschaffen werden.

4. Dem Conspergieren der Pillen muß der Apotheker eine größere Beachtung als bisher schenken. Um dem verwöhnten

Geschmack des Publikums entgegenzukommen, benutze man zum Conspergieren von Pillen Bolus, der verschiedentlich gefärbt werden kann, und dem zwecks leichter Zerfallbarkeit 20% Marantastärke beigemischt wird. Außerdem aromatisiere man diesen gefärbten Bolus noch mit einem ätherischen Öle oder einer Bonbonessenz, also mit einem für den Gaumen der Kranken passenden Aromastoff.

Man gebe je nach Anzahl der Pillen einen bis mehrere Tropfen der Essenz in eine Schale, füge noch einige Tropfen Spiritus aethereus hinzu und rolle die Pillen in dieser Flüssigkeit, bis sie alle schwach befeuchtet sind; dann werfe man sie in das gefärbte Conspergierungspulver und rolliere sie glatt. In einem solchen neuen Gewande wird die alte, im Volksmunde vielgenannte Pille in der Apotheke ihre Auferstehung erleben, was ihr zu wünschen wäre.

Hinweise auf neuere Bearbeitungen.

Eschenbrenner, H.: Pharm. Ztg **1927**, 38.
Über Cenomasse:

Eschenbrenner, H.: Pharm. Ztg **1926**, 55 u. 1095.
Sabalitschka: Dtsch. med. Wschr. **1925**, Nr 49.
Schönninger: Pharm. Ztg **1926**, 1475.

V. Tabletten.

Die Tablette beherrscht heute als Arzneiform fast den ganzen Arzneimittelmarkt, ob mit Recht oder Unrecht; diese Frage kann verschieden beantwortet werden. Während von der pharmazeutischen Industrie die Tablette als Arzneiform allseits benutzt wird und beliebt ist, wird diese von seiten der Apotheker nur teilweise geschätzt. Gerechterweise muß die Tablette als eine sehr gute, bequeme, billige Arzneiform bezeichnet werden; ob sie die vielseitige, ausgedehnte Verbreitung, die sie heute hat, verdient, werden wir noch erfahren.

Wie ich bei der Ampullenbereitung zeigen werde, kann jeder Kollege Ampullen mit Vorteil im eigenen Betriebe herstellen und ist nicht auf den Fabrikanten angewiesen, diese dort zu beziehen. Das gleiche ist bei der Tablettenfabrikation zu sagen. Ebenso wie bei der Ampullenbereitung Sachkenntnis der Herstellung, speziell das Sterilisierverfahren, einer der wichtigsten Punkte der Darstellung ist, gleichso hat auch bei der Herstellung der Tabletten der Apotheker ein gewisses Maß von Sachkenntnis und Erfahrung zu besitzen. Leider werden diese Kenntnisse den Jüngern der Pharmazie nicht in der Lehrzeit, noch auf der Hochschule gelernt. Das wäre um so notwendiger, als außer den technischen Fragen auch die wissenschaftliche Seite der Tablettenbereitung, nämlich die Veränderlichkeit der Arzneistoffe, oder richtiger gesagt, die Oxydations- und Zersetzungsvorgänge bei der Tablettenlagerung eine gebührende Berücksichtigung erfahren müßten. Denn wenn man seine alten Vorräte von Tabletten mustert, so kann man sich des Eindrucks nicht erwehren, daß hier nicht alles so ist, wie es sein sollte. Gerade dieser meist mangelhafte Punkt stempelt die Tablette nicht zur einwandfreien Arzneiform, die wir in jedem Falle beim frisch dispensierten abgeteilten Pulver so hoch schätzen.

Als zweiter wichtiger Punkt bei der Herstellung von Tabletten muß deren Zerfallbarkeit genannt werden; mit anderen Worten: jede Tablette muß, in Wasser geworfen, in kürzester Zeit zerfallen sein. Der Fehler der geringen Zerfallbarkeit hat die Tablette vielfach in Mißkredit gebracht. Man hat aber im Laufe der Jahre in dieser Hinsicht Fortschritte gemacht, und nicht zuletzt haben die neueren im Handel erschienenen Konstruktionen von Tablettenmaschinen dazu beigetragen, daß die Tabletten nun in verbesserter Auflage erstanden sind. Es ist bedauerlich, daß das D. A.-B. 6 die Vorschrift über Zerfallbarkeit hat fallen lassen. Die Forderung der Zerfallbarkeit mit Zeitangabe im D. A.-B. 6 hätte sicher die Wirkung gehabt, daß die Fabrikanten auch ihrerseits gezwungen gewesen wären, die Zerfallbarkeit der von ihnen hergestellten Tabletten zu verbessern,. was jetzt vielfach nicht geschieht.

Diese beiden Punkte „Haltbarkeit und Zerfallbarkeit" der Tablette sind für den Apotheker von so großer Bedeutung, daß man nicht ohne volle Beachtung an diesen vorüber gehen darf, daß man bei der Überführung jedes Arzneistoffes in Tablettenform sich gewissenhaft die Frage vorlegen sollte: Ist der Arzneistoff auf längere Zeitdauer hinaus chemisch oder durch Luft- und Feuchtigkeitseinflüsse veränderlich oder nicht? Dann erst kann man nach Bejahung dieser Frage an die Herstellung der Tablettenform herantreten. Nicht aber darf man, wie es heute Mode geworden ist, jede chemische oder pflanzliche oder tierische Substanz ohne nähere Prüfung dieser Frage als Tablette auf den Arzneimittelmarkt werfen.

Hat man diese wissenschaftliche Seite geprüft, so sind bei der Tablettenbereitung noch die technischen Schwierigkeiten zu überwinden. Bekanntlich sind die Tablettenmeister mit Recht gesuchte Persönlichkeiten, weil die Zusammensetzung jeder Tablettenmasse je nach der Beschaffenheit der Grundsubstanz verschieden geartet sein muß.

Tablettenmaschinen: An die Herstellung von Arzneistoffen in Tablettenform konnte man erst herantreten, als diesbezügliche maschinelle Vorrichtungen geschaffen waren. Die Vorgängerin der Tablette war die Pastille oder das Zeltchen, die aus teigförmigen Massen ausgestochen wurden. Unsere rührige deutsche Industrie bringt heute von dem kleinsten Modelle für Handbetrieb bis zu den größten Ausmaßen mit Motorenbetrieb Tablettenmaschinen in den Verkehr, die in der Stunde Tausende von Tabletten herausstampfen. Von diesen Tablettenmaschinen eine zu empfehlen, fällt mir schwer, da wahrscheinlich jede ihre Vorzüge haben wird. Die Hauptsache ist, wie die alte Erfahrung lehrt, daß man mit jeder Apparatur und jeder Maschine eingearbeitet sein muß, und daß man seine Maschine pflegt und sauber hält; dann wird man wahrscheinlich mit jedem Modelle seine Freude erleben. Wegen Auswahl einer Tablettenmaschine aus den verschiedenen Fabrikaten verweise ich Interessenten auf das schöne Büchlein „Die Tablettenfabrikation und ihre maschinellen Hilfsmittel von Georg Arends", Verlag von Julius Springer, Berlin. Besondere Pflege bedürfen die Matrizen und die Stempel, die nach der Reinigung mit bestem flüssigen Paraffin einzufetten und wegen Schonung gegenüber Stoß in Filtrierpapier einzuwickeln sind. Rostige Maschinenteile mache man nur durch Einlegen in Petroleum rostfrei. Bei regelmäßiger Pflege der Tablettenmaschine bzw. deren Teile wird man selten Reparaturen haben.

A. Verarbeitung der Arzneistoffe zu Tabletten in der Rezeptur.

Tabletten in der Rezeptur herzustellen, dürfte für manchen Kollegen eine ungewohnte, vielleicht unbekannte Arbeit sein. Leider! Denn wäre das Gegenteil der Fall, so würde die Fabriktablette nicht in dem Umfange, wie wir Apotheker dieses erleben mußten, unsere Warenlager füllen. Hätte der Apotheker sich nicht von Anfang an gesträubt, die Tablette als vollwertige Arzneiform anzuerkennen, und hätte er an dem Ausbau dieser Frage mitgearbeitet, so wären wir heute schon längst so weit, daß die Tablette ebenso wie das Stuhlzäpfchen oder die abgeteilten Pulver eine gangbare Arzneiform in der Rezeptur wäre.

Als ich bei der Bearbeitung des vorliegenden Kapitels erkannte, daß zur Herstellung von Tabletten in der Rezeptur etwas Neues geschaffen werden müßte, so scheute ich keine Arbeit, um die Verwirklichung dieses Problems einen guten Schritt weiter zu bringen. Vor allem war mir klar, daß zu diesem Zwecke die Zerfallfähigkeit der in der Rezeptur bereiteten Tablette so verbessert werden müßte, daß die durch eine neue Vorschrift geschaffene Tablette alle Fabriktabletten in dieser Hinsicht in Schatten stellen sollte. Nur auf diese Weise war der in der Apotheke hergestellten Tablette der Vorzug einzuräumen. Rechnet man dann den nicht weniger wichtigen Faktor hinzu, daß eine in der Rezeptur hergestellte Tablette nicht durch längere Lagerung gealtert oder gar zersetzt sein kann, so dürfte damit das höchste Ziel erreicht sein, das vom Arzte und vom konsumierenden Publikum von einer Tablette verlangt werden kann: Frische, vollwertigste Ware!

Schon bei Bearbeitung des Kapitels „Pillen" hatte ich vor Jahren eine Anzahl von bekannten Quellmitteln durchgeprobt. Von jenen mußte hier bei der Tablettenbereitung wegen seines Jodgehaltes Laminariapulver ausgeschaltet werden. Nicht schlecht bewährte sich das vom dänischen Arzneibuche vorgeschriebene Carragheenpulver. Auf Empfehlung vom Kollegen Kleinknecht hin stellte ich auch Versuche mit Quittenschleim an, und zwar vermischte ich einerseits Milchzucker mit 20% frischem Quittenschleim und trocknete diese Masse, so daß der Milchzucker mit dem Quittenschleim völlig durchtränkt war. Anderseits habe ich Quittenschleim auf Platten getrocknet und das so erhaltene Pulver selbst als Quellzusatz bei der Tablettenbereitung benutzt. Die aus der gepulverten Milchzucker-Quittenschleimmasse mit verdünntem Alkohol angefertigten Tabletten waren erst nach einer Stunde, Tabletten, die aus Milchzucker mit Zusatz von 10% Quittenschleimpulver und Alkohol bereitet waren, erst nach zwei Stunden zerfallen. Auf der weiteren Suche nach Zerfallmitteln stellte ich auch Versuche mit Milchrahm an, im Glauben, daß das emulgierte Milchfett, das sich in Wasser leicht zerteilt, hier günstig wirken könnte. Die auf diese Weise mit Milchzucker und Milchrahm bereiteten Tabletten sind nach einer halben Stunde zerfallen gewesen.

Alle die hier genannten Mittel entsprachen also nicht der Forderung, die ich als erste Bedingung an eine Rezepturtablette gestellt hatte. Schließlich kam ich auf eine Zusatzmischung, die schon bei den ersten Versuchen so vorzügliche Resultate ergab, daß ich sofort erkannte, daß diese bei der Verarbeitung von Arzneistoffen zu Tabletten in der Rezeptur meine geforderten Bedingungen sogar übertraf. Von nachfolgend genannten 19 Arzneistoffen habe ich mit Hilfe dieser Zusatzmischung je eine Anzahl von Tabletten mit einer Handpresse hergestellt, um den ganzen

Fragenkomplex zu überprüfen und mich von der Brauchbarkeit der Mischung selbst zu überzeugen. Die Versuche sind mit einigen Ausnahmen über alles Erwarten gut ausgefallen, so daß ich das Verfahren den Kollegen wärmstens empfehlen kann.

Mein Wunsch nun war, diese Tablettenvorschrift, die natürlich nicht bloß für die Rezeptur im kleinen, sondern auch für Tablettenbereitung im großen brauchbar ist, dem Apothekerstande **allein** nutzbar zu machen. Leider mußte ich nach längerer Überlegung und nach Einholung von Gutachten zur Erkenntnis kommen, daß es keine Möglichkeit gibt, derartige Verfahren für Korporationen schützen zu lassen. Ich mußte mich deshalb entschließen, die Tablettenvorschrift zu veröffentlichen; habe sie jedoch vorher noch zum Schutze angemeldet.

Die zur Tablettierung als Quellmittel geeigneten Stoffe sind die Pektinstoffe, wie diese von der Firma Dr. Klopfer-Dresden in den Handel gebracht werden. Die Pektinstoffe besitzen kolloiden Charakter und sind den Pflanzenschleimen sehr ähnlich. Ihre Lösungen zeigen große Viskosität und drehen die Ebene des polarisierten Lichtes nach rechts. Sie werden durch Alkohol gefällt und von einer Reihe von Salzen ausgesalzen. Sie verdienen in der Pharmazie außer bei der Tablettierung auch bei der Herstellung anderer Präparate volle Beachtung.

In vielen Fällen ist Pektin „Klopfer" allein zur Tablettierung geeignet; besser aber verwendet man ein Gemisch von Pektin und Dextrin (gleiche Teile) = Gemisch I; oder noch besser ein Gemisch von Pektin und Weißbrötchenmehl (sog. Semmelmehl), 1 Teil Pektin und 2 Teile Semmelmehl = Gemisch II. Das Semmelmehl quillt leicht auf, schließt Luft ein, welche in einer Schicht Wasser als Bläschen aufsteigt; sein Zusatz beschleunigt den Zerfall der Tabletten durch entstehende Porosität. Semmelmehl verdient auch als Zusatz bei der Tablettenfabrikation im großen ausgedehnte Anwendung. Tabletten von Phenylum salicylic., von Rhiz. Rhei, von Pulv. Ipecac. opiat., welche meist langsam zerfallen, zeigen, mit einem Zusatz von Semmelmehl-Pektin bereitet, bedeutende Vorzüge.

Bei der Herstellung von Tabletten in der Rezeptur verfährt man folgenderweise: Die Arzneistoffe werden im Mörser gepulvert und damit 10% des Zusatzgemisches I oder II innig vermengt. Zum Anfeuchten des so erhaltenen Pulvers benutzt man absoluten, 90prozentigen, 70prozentigen oder 50prozentigen Alkohol oder Zuckersirup, oder schwachen Carragheenschleim, je nachdem der betreffende Arzneistoff voluminös, wasser- oder alkohollöslich ist. In keinem Falle darf die Anfeuchtung so stark sein, daß eine zusammenklumpende Masse entsteht. Beim Herausnehmen und Zusammenpressen einer Probe zwischen Zeigefinger und Daumen muß die Masse sich wieder glatt von den Fingern loslösen. Die Übung bringt es mit sich, den geeigneten Feuchtigkeitsgrad bei den verschiedenen Arzneistoffpulvern zu erraten. Dabei darf der Faktor nicht übersehen werden, daß, bis die Masse zu Tabletten verarbeitet ist, eine Verdunstung oder ein nachträgliches Aufsaugen der Flüssigkeit stattfindet, daß man also nicht zu sparsam mit dem Flüssigkeitszusatze umgehen darf. Die so durchfeuchtete Masse wird nun wie bei der Herstellung von Suppositorien mit der Waage in gleiche Teile abgeteilt und dann in die Handtablettenpresse zur Tablettierung gebracht. Dabei muß ich allerdings gestehen, daß die einfache Handmatrize für den Bedarf in der Rezeptur in den meisten Fällen nicht genügen wird. Ich bin aber überzeugt, daß es nur einer Anregung bedarf, und wir werden bald eine für diese Zwecke brauchbare Apparatur von unserer rührigen Industrie geliefert bekommen.

Die so erhaltenen Tabletten werden zwecks oberflächlicher Trocknung an einen warmen Ort gebracht oder mit einem Föhnapparate kürzere Zeit abgeblasen. Hernach werden sie am besten in Tablettengläschen dispensiert, in welchen sie am wenigsten beschädigt werden können.

In gegenüberstehender Tabelle sollen die Versuche aufgezeichnet werden, die mit bekannten Arzneistoffen von mir bisher ausgeführt wurden.

Die Zerfallfähigkeit wurde nach mehrwöchentlicher Lagerung unter ungünstigen Bedingungen geprüft.

Vorstehende Beispiele sollen nur ein Bild geben, in welcher Weise bei der Herstellung von Tabletten in der Rezeptur zu verfahren ist. Bei Verarbeitung einer größeren Anzahl von Tabletten ist das Verhältnis von Pulver und Flüssigkeit nicht das gleiche, sondern es ist von Fall zu Fall die Flüssigkeitsmenge auszuproben, welche nötig ist, um eine geeignete Masse zu erhalten.

Die Zerfallfähigkeit der einzelnen Tabletten stelle ich in der Weise fest, daß ich in ein 50 ccm fassendes Kölbchen mit weiter Öffnung je 20 ccm Wasser und dann die Tablette gab. Mit der Uhr in der Hand wurde unter ständigem leichten Umschütteln beobachtet, wann die Tablette vollständig zerfallen bzw. in Lösung gegangen war.

Ein Blick auf obige Liste zeigt, daß die meisten von mir hergestellten Tabletten in kürzester Zeit zerfallen waren, eine Leistung, die kaum übertroffen werden kann. Die Kollegen, die mit dem Verfahren arbeiten, werden bald einsehen, welche Vorteile dieses

bietet. Ebenso dürften sich die Ärzte, denen solchermaßen zer-
fallende Tabletten vorgezeigt werden, von den Vorzügen überzeugen lassen.

Ich wünsche nur, daß die Kollegen von diesem Verfahren
ausgiebig Gebrauch machen und daß damit die Apotheke als
Herstellungsstätte von Tabletten zu Ehren kommt.

	löst sich oder zerfällt	Aussehen
Azetylsalizylsäure 5,0 Mischung I 0,5 Spirit. 50% 1 ccm	sofort	gut
Atophan 5,0 Mischung I 0,5 Spirit. 90% 2 ccm .	1 Min.	gut
Antipyrin 5,0 Mischung I 0,5 Wasser	1 Min.	gut
Bismut. subgallic. 5,0 Mischung II 0,7 Aqua 2 ccm	4 Min.	gut
Chinin. muriat. 5,0 Mischung II 0,5 Aqua 1 ccm .	sofort	zerbrechlich
Medinal 5,0 Mischung II 0,7 Aqua 1,5	1 Min.	gut
Methylsulfonal. 5,0 Mischung I 0,5 Spir. dil. 1 ccm	sofort	gut
Migraenin 5,0 Mischung I 0,5 Spirit. dil. 1 ccm .	1 Min.	gut
Natr. salicylic. 5,0 Mischung I 0,5 Alcoh. absol. 1 ccm	$3^{1}/_{2}$ Min.	gut
Pulv. Ipecac. opiat. 1,0 Mischung II 4,0 Spir. 50% 1 ccm	$^{1}/_{2}$ Min.	lummerig
Pyramidon 3,0 Mischung I 0,3 Spirit.	$^{1}/_{2}$ Min.	gut
Phenyl. salicylic. 5,0 Mischung II 1,0 + Mischung I 0,5 Spirit. 50% 1,5 ccm	$2^{1}/_{2}$ Min.	nicht schlecht
Phenazetin 5,0 Mischung II 0,7 Aqua 1 ccm . . .	2 Min.	gut
Rhiz. Rhei 4,0 Mischung II 1,0 Mischung I 0,5 Spir. dil. 1 ccm	1 Min.	gut
Salipyrin 5,0 Mischung II 0,7 Spirit. 50% 1,7 ccm	sofort	nicht schlecht
Tannalbin 5,0 Mischung II 0,7 Spirit. 50% 1,5 ccm	5 Min.	lummerig
Theobromin. Natr. salicyl. 5,0 Mischung II 0,7 Aqua 1 ccm	$1^{1}/_{2}$ Min.	gut
Urotropin 5,0 Mischung I 0,5 Spirit. dil. 1,5 ccm	1 Min.	gut
Veronal 5,0 Mischung II 0,5 Spirit. 50% 2 ccm .	$1^{1}/_{2}$ Min.	gut

B. Verarbeitung von Arzneistoffen zu Tabletten im großen.

1. Ohne Vorbereitung.

Von den Arzneistoffen lassen sich nicht viele ohne Vornahme
einer vorausgehenden Zubereitung in Tablettenform pressen. Den
meisten Arzneistoffen müssen durch Zugabe von Füllmaterial, von
Bindemitteln, von Gleitmitteln die geeigneten Eigenschaften erst
verliehen werden, haltbare Tabletten zu geben. Als Material, das
ohne Vorbereitung sofort zu Tabletten verarbeitet werden kann,
gelten viele pflanzliche Pulver wie Fol. Digitalis, Rhiz. Rhei in
Grießform, Fol. Menthae pip. Sieb 4, Fol. Sennae pulv., Cort.
Chinae pulv. mittelfein. Sie müssen alle zuvor sorgfältig getrocknet

sein. Von Chemikalien sind zu nennen: Acid. boric., Kalium und Natrium bromatum, Ammonium chloratum, Hexamethylentetramin, Kalium sulfoguajacolicum (gut ausgetrocknet), Naphthalin, Natr. bicarbonic. (starker Druck), Natr. chloratum und noch verschiedene organische Stoffe, siehe „Arends".

2. Mit Vorbereitung.

Um die große Anzahl von Arzneistoffen als brauchbare Tablette pressen zu können, sind verschiedene Maßnahmen vor dem Verbringen in die Tablettenmaschine nötig. Ähnlich wie die Hausfrau oder der Konditor bei der Bereitung des Teiges oder des Kuchens sich ernstlich überlegen muß, welche Zutaten und welche Mengen davon zum guten Gelingen des Gebäcks erforderlich sind, ebenso muß der Tablettenmeister vor allem die physikalischen Eigenschaften der zu verarbeitenden Stoffe genau kennen, dann muß er sich von Fall zu Fall vergewissern, ob die ausgewählten Beigaben zwecks Erhalt einer guten Granuliermasse und der leichten Zerfallfähigkeit der fertigen Tablette die gewünschten Eigenschaften besitzen.

Vier Regeln sind bei der Tablettenbereitung ganz besonders zu beachten. a) Ein Granulat, frei von feinem Pulver, b) die Gleitfähigkeit dieses Granulats, c) ein zweckmäßig geregelter Druck und eine geeignete Temperatur des Maschinenraumes, d) die Zerfallbarkeit der fertigen Tablette in Wasser.

Das Granulieren.

Vor dem Verbringen der Arzneistoffe in den Fülltrichter müssen diese granuliert werden, weil die Arzneistoffpulver nicht gleichmäßig durch die Formen gleiten und weil sie vielfach zusammenkleben. Durch das Granulieren werden die Tabletten zugleich gleichmäßig schwer; denn je gleichmäßiger das Granulat hergestellt ist, je weniger dieses feines Pulver enthält, desto gleichmäßiger muß sich die Matrize füllen, desto weniger können Störungen durch Verkleben der Stempel und Matrizen vorkommen.

Zur Herstellung des Granulats können noch folgende Materialien nötig sein: 1. ein Füllmaterial; dieses immer, wenn Alkaloide zu Tabletten verarbeitet werden sollen; 2. ein Bindemittel, das den Arzneistoffen die etwa fehlenden, plastischen Eigenschaften verleihen muß; 3. ein Gleitmittel, damit die Tabletten, ohne an Stempel und Matrize anzukleben, aus der Maschine herausgleiten; 4. ein Quell- oder Zerfallmittel, damit die fertige Tablette in Wasser gelegt in feine Teilchen zerfällt.

Füllmaterial: Als Füllmaterial können nur organische, leicht verdauliche Stoffe in Frage kommen; nicht aber anorganisches Material wie Talkum und Bolus. Der Zusatz von Talkum zum Granulat ist nur in einer Menge von höchstens 2% als Gleitmittel gestattet. Als Füllmittel bei der Tablettenherstellung eignen sich: Milchzucker, dann Stärke oder besser eine Mischung von Puderzucker mit 20% Stärke oder gleiche Teile Puderzucker und Milchzucker oder Kakaopulver. Die Zuckerarten müssen in allen Fällen sehr scharf getrocknet sein.

Bindemittel: Wie bei der Pillenbereitung die Auswahl der Stoffe, die eine plastische Pillenmasse geben, nicht selten eine fehlerhafte ist, so auch hier. Ein ungeeignetes Bindemittel oder ein Zuviel desselben bedingen oft die schlechte Zerfallfähigkeit der fertigen Tablette oder sie können sogar schuld daran sein, daß die Tablette unverdaut durch den Magendarmtraktus abgeht und deshalb keine therapeutische Wirkung zustande kommt. Wie bei der Pillenherstellung sind die bekannten Bindemittel „Traganth, Dextrin, Gummi arabic.“ sehr zu sparen, am besten zu umgehen. Man wähle Zuckersirup oder Carragheenschleim, oder nach dem Vorschlage von Kollegen Kleinknecht-Metzingen Quittenschleim. Nach meinen allerdings noch wenigen Versuchen fand ich auch Vollmilch für geeignet, weil damit gleichzeitig ein Fettstoff als Gleitmittel hinzukommt.

Gleitmittel: Damit das Granulat aus dem Fülltrichter in die Matrize gleichmäßig nachgleitet, bedarf es meistens einer kleinen Rührvorrichtung und eines Gleitzusatzes. Als Gleitmittel wird, wie schon erwähnt, entweder Talkum benutzt, das unter das fertige, getrocknete und abgesiebte Granulat gemischt wird, oder eine Lösung von Kakaobutter oder Paraffinum solidum in Äther (1:6), oder eine Lösung von Stearin in Äther (2%), welche dann mit gleichen Teilen absolutem Alkohol vermischt werden. Diese äther-alkoholischen Lösungen werden über das in dünner Schicht ausgebreitete Granulat mittels einer Blumenspritze zerstäubt.

Quell- und Zerfallmittel: Dem Granulate muß meistens ein Quell- und Zerfallmittel beigesetzt werden, damit eine der wichtigsten Bedingungen erfüllt wird, daß nämlich die fertige Tablette, in Wasser gelegt, zerfällt. Beim Kapitel „Pillen“ habe ich bei der Herstellung dieser eine Reihe von Quellmitteln empfohlen und damals als geeignet Laminariapulver in Vorschlag gebracht. Leider kann hier bei der Tablettenbereitung Laminariapulver wegen seines Jodgehaltes nicht in Verwendung kommen. Wenn auch die Jodmengen, die dadurch dem Körper zugeführt würden, nur homöopathische sind, so könnten doch diese bei Basedow-Kranken Hyperthyreoidismus erzeugen.

Als Quellmittel bei der Tablettenherstellung werden warm empfohlen: Reisstärke oder Marantastärke (5 bis 10%), dann Carragheenpulver (2% nach dem dänischen Arzneibuch). Über zwei geeignete Quellmittel „Pektin und Brötchenmehl" habe ich bereits oben berichtet.

Die Zerfallfähigkeit der Tablette wird durch Zusätze von Natrium bicarbonicum erreicht. Im sauren Magensaft tritt dadurch Kohlensäureentwicklung und das Zerfallen der Tablette ein. Ebenso kann durch Zusatz von Magnesiumperoxyd (10%) das Zerfallen der Tablette bewirkt werden. Alle diese letzteren Stoffe dürfen selbstverständlich nur zugesetzt werden, wenn die wirksame Substanz dadurch nicht in ihrer therapeutischen Wirkung beeinflußt und wenn von seiten der Ärzte dagegen kein Einwand erhoben wird.

Beachtung verdienen bei der Herstellung des Granulats außer obigen Angaben noch folgende Maßnahmen. Die fein gepulverten Arzneistoffe müssen gut getrocknet sein. Die mit dem Bindemittel (nicht zu feucht) angefeuchtete Masse wird durch ein Granuliersieb von 1 mm Maschenweite in dünnen Schichten durchgetrieben und dann bei 40° C nicht übersteigender Temperatur oder im Kalktrockenschrank fest getrocknet. Das getrocknete Granulat wird von dem feinen Pulver durch Absieben befreit und nochmals im Kalttrockenschrank oder im Trockenschranke nachgetrocknet. Bevor es in den Fülltrichter der Tablettenmaschine gelangt, wird dem Granulat eines der oben genannten Gleitmittel hinzugesetzt.

Das Pressen.

Die Einstellung der Tablettenmaschine bedarf einer großen Übung, um schöne und gleichmäßige Tabletten zu erhalten. Ganz besonders ist auf den anzuwendenden Druck zu achten und die Schnelligkeit der Herstellung zu regeln. Durch den Druck wird nicht nur die Härte, sondern auch die Farbe der Tablette bedingt. Je härter eine Tablette ist, desto stärker war meistens der Druck. Ebenso darf die Temperatur des Arbeitsraumes nicht vernachlässigt werden. Es gibt Tablettengemische, bei denen ein warmer Arbeitsraum direkt Vorschrift ist. Das sogenannte Abblättern der Tabletten ist auf eine fehlerhafte Masse zurückzuführen. In diesen Fällen pulverisiert man die Masse nochmals und beginnt dann mit geeigneten Zusätzen von neuem das Granulieren.

Das Aufbewahren.

Die Tabletten müssen, vor Licht, Luft und Feuchtigkeit geschützt, in Gläsern verschlossen aufbewahrt werden. Sollen Tabletten, wie Formaldehydtabletten, möglichst hart sein, so werden sie zuerst in eine feuchte Kammer gestellt und dann im Kalktrockenschrank scharf getrocknet. Solche Tabletten zerfallen im Munde langsam und erzielen dadurch die gewünschte, länger dauernde, desinfizierende Wirkung. Tabletten werden bekanntlich durch Lagern immer fester, so daß man durch Feststellung der verschiedenen Härtegrade zum Teil auch Anhaltspunkte auf das Alter der Tablette gewinnen kann.

Fasse ich das vorstehende Kapitel der Tablettierung kurz zusammen, so gewinnt die Tablette in der Rezeptur als Arzneiform bereitet, eine ganz andere Bedeutung als die bisher in Fabriken und Laboratorien erzeugten, gleichnamigen Produkte; denn eine in der Rezeptur herstellbare, schnellzerfallende Tablette dürfte für den Arzneikonsum das anzustrebende Ziel sein. Sobald die Apparatebauanstalten eine hierfür geeignete Tablettenpresse gebaut haben werden, dürfte dieser Wunsch voll erfüllt sein, nachdem ich im Vorhergehenden gezeigt habe, daß in der Rezeptur Tabletten mit den höchsten Anforderungen an Zerfallbarkeit herstellbar sind.

VI. Ampullen.

Im Laufe der zwei letzten Jahrzehnte hat in der ärztlichen Therapeutik eine neue Arzneiform, „die Ampulle", schnell Eingang gefunden. Begünstigt wurde deren Einführung durch die zunehmenden Fortschritte auf dem Gebiete der Aseptik, mehr aber noch durch den Umstand, daß der Arzt heute häufiger als früher intravenöse Einspritzungen macht.

Während früher Arzneistoffe fast ausschließlich in Lösungen unter die Haut eingespritzt wurden und hierzu sterile Lösungen nicht unbedingt notwendig erschienen, so ist man dazu übergegangen, in vielen Fällen die Arzneistofflösungen direkt in die Blutbahn einzuverleiben. Zu diesen intravenösen Injektionen mußten wieder haltbare Arzneistofflösungen in einwandfreier Zusammensetzung und Menge zur Verfügung gestellt werden, was nur unter Verwendung der Ampulle vollkommen möglich geworden ist.

Die Ampullenform weist aber noch weitere Vorzüge auf, z. B. die Möglichkeit des Vorrätighaltens von verschiedenen Arzneistofflösungen, ohne daß Veränderungen zu befürchten sind; ferner die

Möglichkeit, Arzneistofflösungen in jedem Bedarfsfalle, auch zur Nachtzeit, ohne Zeitverlust verwenden zu können. Man ist sogar soweit gekommen, mittels Injektionsspritzen nach Dr. Wulff-Hillen aus den Ampullen direkt die Arzneistofflösung unter die Haut und in die Blutbahn einzuspritzen.

Die große Beliebtheit der Ampulle ist zum großen Teil auch darauf zurückzuführen, daß die pharmazeutische Großindustrie die Ampullenfüllungen in jeder Dosierung, in gefälligen, den Bedürfnissen der Praxis angepaßten Packungen in den Handel gebracht und in medizinischen Zeitschriften anempfohlen hat. Dies ist auch zum großen Teil die Ursache, warum die Apotheker sich so wenig mit der Herstellung der Ampullen befaßt haben. Auch noch jetzt ist die Meinung verbreitet, daß hierzu besonders kostspielige Einrichtungen und Apparate notwendig seien, und daß die Anfertigung der Ampullen nur im größeren Maßstabe möglich sei und viel Zeit erfordere.

Der Zweck nachfolgender Abhandlung ist in erster Linie, dieser irrtümlichen Auffassung entgegenzutreten und dem Apotheker eine Anleitung zu geben, wie man auch in der kleinsten Landapotheke Ampullen vorteilhaft herstellen kann. Tatsächlich erfordert die Dosierung von Arzneimitteln in Ampullen nicht wesentlich mehr Zeit als zur Anfertigung der gleichen Zahl von Stuhlzäpfchen. Außerdem ist zu berücksichtigen, daß die Anfertigung der Ampullen durch einen gewissenhaften Apotheker viel mehr im Interesse des Publikums und der Ärzte liegt, als die fabrikmäßige Herstellung, bei welcher Irrtümer viel eher möglich sind. Ferner sind frisch bereitete Arzneimittel im allgemeinen den oft monate-, ja jahrelang aufbewahrten stets vorzuziehen, auch wenn, wie im vorliegenden Falle, äußere Einflüsse durch das Zuschmelzen der Ampullen ausgeschlossen sind. Wie neuere Untersuchungen gezeigt haben, erleiden derartig aufbewahrte Lösungen meist, wenn auch langsam, stetig fortschreitende Veränderungen, die in erster Linie auf die aus dem Glase gelösten Stoffe zurückzuführen sind. Wenn auch in neuerer Zeit durch Verwendung von besonders widerstandsfähigen Gläsern ein erheblicher Fortschritt zu verzeichnen ist, so läßt sich die Zersetzung zwar vermindern und zeitlich hinausschieben, aber nicht vollständig beseitigen. Hierzu kommt noch, daß besonders die starkwirkenden Arzneimittel — hierum handelt es sich fast ausschließlich — organische Verbindungen sind, die durch zersetzende Wirkung des Wassers (Hydrolyse) im Laufe der Zeit tiefgreifende chemische Veränderungen erleiden und damit ihre pharmakologische Wirksamkeit verlieren können, daß ferner viele im Handel befindliche und als sehr widerstandsfähig bezeichnete Ampullen bei der Prüfung sich als weniger brauchbar erweisen, ja, daß sogar die von ein und derselben Firma bezogenen Ampullen in ihrem Verhalten zur wässerigen Lösung sehr verschieden sein können. Dieser Umstand ist weniger auf eine Fahrlässigkeit des Fabrikanten zurückzuführen als darauf, daß die Herstellung eines wirklich gleichmäßigen Glases nicht möglich ist.

Infolge dieser Umstände ist es unbedingt nötig, daß von den zur Verwendung kommenden Ampullen möglichst viele Stichproben auf ihre Widerstandsfähigkeit gegen Arzneilösungen geprüft werden. Die Herstellung durch den Apotheker bietet somit auch in dieser Richtung eine Gewähr für die gute Beschaffenheit der Ampulle. Schließlich erstreckt sich diese Gewähr auch auf die vorschriftsmäßige Reinheit der zur Herstellung der Lösungen benötigten Arzneistoffe, die in fabrikmäßig hergestellten und bezogenen Ampullen wahrscheinlich niemals nachgeprüft werden.

Die nachfolgende Abhandlung zerfällt in zwei Teile. Der erste, allgemeine Teil behandelt die Herstellung der Ampullen und ihre Keimfreimachung (Sterilisation). Im zweiten, besonderen Teile wird angegeben, wie die einzelnen Arzneistofflösungen mit Angabe der Temperatur und Zeit keimfrei zu machen sind.

A. Allgemeiner Teil. Herstellung der Ampullen.

Beim Thema Ampullenfüllung sind folgende Kapitel zu behandeln: 1. Lösungsmittel, 2. Gefäße, 3. Filtration, 4. Abfüllen und Zuschmelzen, 5. Sterilisation, 6. Prüfung auf Verschluß, 7. Dispensation der Ampullen.

1. Lösungsmittel.

Allen Arbeiten hat die für den Apotheker selbstverständliche Reinheitsprüfung der zu den Ampullenfüllungen nötigen Arzneistoffe voranzugehen. Zur Herstellung der wässerigen Lösungen dient destilliertes Wasser, das in chemischer Beziehung den Anforderungen des deutschen Arzneibuches 6 entsprechen muß. Zur Aufbewahrung des Wassers dienen Glasflaschen aus Jenaer Glas von 1—3 l Inhalt. Diese Flaschen sind mit einem gutschließenden Wattepfropfen verschlossen, der mit einer Glaskappe (Becherglas, Trinkglas) vor auffallenden Keimen geschützt wird. Vor dem Einbringen des frisch destillierten Wassers müssen die Flaschen jedesmal sorgfältig mit sauberen Filtrierpapierschnitzeln gereinigt werden. Am zweckmäßigsten ist es, das Wasser nach Beseitigung des Vorlaufs direkt in diesen Flaschen aufzufangen, so daß es bis zu seiner Verwendung mit nichts mehr in Berührung kommt. Ein so hergestelltes und aufbewahrtes Wasser soll nachfolgend als „Ampullenwasser" bezeichnet werden. Wegen der trotz aller Vorsichtsmaßregeln darin vorgehenden Keimvermehrung darf nur grundsätzlich solches Ampullenwasser verwendet werden, das nicht länger als eine Woche gestanden hat. Es muß kühl und im Dunkeln aufbewahrt werden. Als weitere Lösungsmittel oder als Mittel zum Suspensieren von unlöslichen Arzneistoffen sind Olivenöl, flüssiges Paraffin[1], flüssiges Euzerin, Glyzerin usw. zu nennen.

2. Gefäße.

Art der Gefäße. Zur Bereitung und Aufbewahrung der Arzneistofflösungen dürfen nur Glasgefäße aus Jenaer Geräteglas benutzt werden, die genügend widerstandsfähig gegen den zersetzenden Einfluß von Wasser und wässerigen Lösungen auch bei jahrelanger Benutzung sind. Zur Reinigung aller Art Glasgefäße kann das Ausdämpfen warm empfohlen werden. Es werden durch das Ausdämpfen nicht bloß die Schmutzstoffe aus dem Glasinnern hinweggeschwemmt, sondern auch das Gefäß steril gemacht und Alkali gelöst, das bei längerer Berührung mit Wasser allmählich in Lösung geht. Einen solchen Ausdämpfeapparat kann man sich selbst aus einer Kochflasche oder noch besser einer Blechflasche, einem Trichter, einem Glasrohr und den dazu nötigen Stopfen zusammenstellen. Das sich im Trichter ansammelnde Kondenswasser wird von Zeit zu Zeit durch Herausziehen des im Trichterrohr befestigten Glasrohres in den Kolben abgelassen.

Prüfung und ihre Reinigung. Jede neue Sendung von Ampullen ist vor ihrer Verwendung auf die Brauchbarkeit des Glases zu prüfen. Die Vorschrift der Ampullenglasprüfung nach dem deutschen Arzneibuch 6 ist ausreichend, nur müssen die Ampullen grob gepulvert (nach dem Hindurchgehen durch Sieb 3, auf Sieb 4) abgesiebt werden (Kroeber). Zur Reinigung der Ampullen ist das Verfahren von Steinbrück (Pharm. Ztg 1908, Nr 92) zu empfehlen, welches im wesentlichen darauf beruht, daß man diese Reinigung, sofern man eine Wasserstrahlpumpe zur Verfügung hat, schnell unter der Glasglocke (siehe beim Kapitel „Abfüllen") vornehmen kann, indem man die in einem Gestelle eingesetzten Ampullen mit heißem Wasser füllen und dann durch Höherstellen des Gestelles den Inhalt wieder heraussaugen läßt.

---

[1] Olivenöl und Paraffin. liquid. werden zur Reinigung mit absolutem Alkohol einigemal im Scheidetrichter ausgeschüttelt und schließlich der Alkohol durch Erwärmen auf dem Wasserbade entfernt.

3. Filtration.

Die frisch bereiteten Arzneistofflösungen werden durch ein gehärtetes Filter (Nr. 575 von Schleicher & Schüll) oder durch ein mit langfaseriger Watte und Mull hergestelltes Bäuschchen, das 1 cm tief in den Trichterhals eingedreht und mit heißem destilliertem Wasser ausgewaschen wird, filtriert. Das Filtrat gießt man so lange zurück, bis die Lösung vollkommen klar und fäserchenfrei erscheint. Sehr zu empfehlen sind die Jenaer Glasfiltergeräte (Jenaer Glaswerk Schott & Gen., Jena), mit denen alle Lösungen blitzblank zu filtrieren sind. Für kleinere und mittlere Apothekenbetriebe kommen die Filter 11 G 2 (3 RM) und 17 G 2 (5 RM) in Betracht. Mit diesen ist ohne Wasserstrahlpumpe zu arbeiten. Nicht zu empfehlen sind dagegen die Filterkerzen aus Kieselgur. Diese sind wohl bei der Ausführung von wissenschaftlichen Untersuchungen ein wertvolles Hilfsmittel; für den Gebrauch im pharmazeutischen Laboratorium zum Klarfiltrieren oder gar zum Keimfreimachen sind sie nicht brauchbar, da derartige Filter auf ihre Keimdichtigkeit nur schwer zu prüfen sind. Außerdem sind sie sehr leicht unkontrollierbaren Beschädigungen durch mechanische Einwirkungen und schroffen Temperaturwechsel unterworfen.

4. Abfüllen und Zuschmelzen.

Abfüllen. Die leeren Ampullen werden am besten zugeschmolzen bezogen. Zum Abschneiden der Ampullenhälse dient ein einfaches sog. Glasmesser oder ein Glasdiamant oder auch jede Feile, die Glas ritzt (sog. englische Feile). Das Abfüllen der Lösungen geschieht entweder einzeln mittels eines Abfüllapparates oder in größeren Mengen mit Hilfe einer Wasserstrahlpumpe unter einer Glasglocke. Die Abfüllapparate tragen am unteren Ende eine lange durchbohrte Nadel. Man wähle nur Nadeln mit wenigstens 8 cm Länge, damit sie sicher in den Ampullenraum hinabreichen. Diese Nadeln sind entweder von Glas (leicht zerbrechlich) oder von Metall. Letztere können vernickelt, versilbert sein oder zweckmäßiger aus Platiniridiummetall bestehen. Die einfachste Art der Abfüllung im einzelnen geschieht mit Hilfe der Injektionsspritze aus Glas (sog. Serumspritze). Einfache Apparate sind der von Apotheker Wachsmann von der Firma J. H. Büchler-Breslau in den Handel gebrachte, dann der von Dr. Stich, dessen Fabrikant Franz Hugershoff-Leipzig ist und der nach den Angaben von Dr. Stich in seinem Buche „Bakteriologie, Serologie und Sterilisation im Apothekenbetriebe" von jedem Kollegen selbst gebaut werden kann, und schließlich der von Dr. Wulff, welcher von der Firma Fridolin Greiner in Neuhaus hergestellt wird.

Untenstehende Abb. 6 zeigt einen Apparat für Massenabfüllung, der allerdings das Vorhandensein einer Wasserstrahlluftpumpe voraussetzt. Die Ampullen werden mit der Öffnung nach unten in den aus zwei übereinanderliegenden Sieben bestehenden Halter eingesetzt. Die Arzneilösung wird in die im unteren Teile der Glasglocke befindliche Glasschale gebracht und der Ampullenhalter mit den nach unten gerichteten sterilisierten Ampullen in diese Schale eingesetzt. Wird nun die Luft in der Glasglocke mittels Saugpumpe stark verdünnt, so dringt die Arzneilösung beim Öffnen des Luftrohres in die Ampullen ein. Als Maßampulle dient eine mit 1,1 oder 2,2 usw. Wasser gefüllte Ampulle, die zum Vergleiche in ein Tablettenröhrchen neben der Schale mit evakuiert wird.

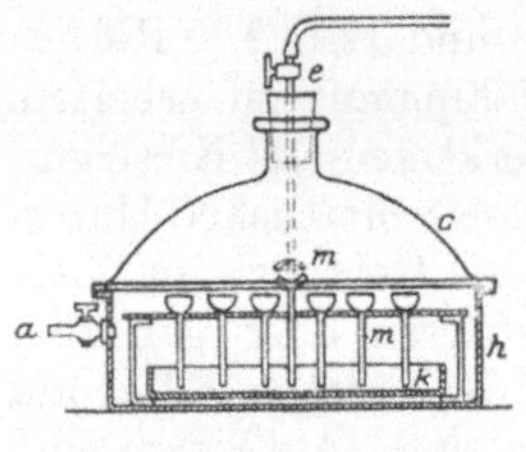

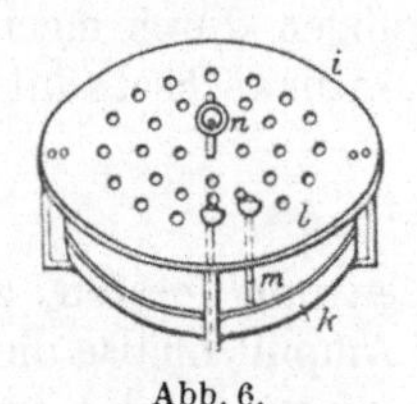

Abb. 6.

Ampullenabfüllapparate für größere Betriebe sind in dem bereits genannten Buche von Dr. Stich „Bakteriologie usw." erwähnt und beschrieben, weshalb dahin verwiesen wird.

Die im Ampullenhalse festsitzenden Flüssigkeitsmengen werden in der Weise entfernt, daß man auf die Ampullenböden einen passenden Blechdeckel stülpt, den Apparat umdreht, so daß dann die Ampullen senkrecht in der Siebschale stehen. Beim nochmaligen Evakuieren treten die Flüssigkeitsmengen aus dem Ampullenhalse aus. Öfters ist es notwendig, die letzten Spuren von Arzneistofflösung, die im Ampullenhalse außen und innen haften und beim Zuschmelzen verkohlen, z. B. bei Coffein. Natr. benzoic., Kotarnin usw., zu beseitigen. Zu diesem Zwecke gibt man an Stelle der Lösung in die untere Schale eine $^1/_2$ cm hohe Schicht destilliertes Wasser und setzt die Ampullen wieder ein. Infolge Adhäsion bleibt teilweise Wasser in den Ampullenhälsen hängen. Dieses wird beim erneuten Evakuieren herausgeschleudert. Einfacher geschieht die Entfernung der letzten Spuren von Arzneistofflösung durch Abdämpfen der Ampullenhälse. Von einer Dampfquelle wird mittels Schlauch und Glasrohr mit Spitze der Dampf auf die in einer Schale aufgestellten, gefüllten Ampullen gerichtet, indem man die Schale schräg zum Dampfstrahl hält und stets hin und her bewegt.

Zuschmelzen. Um beim späteren Sterilisieren größere Verluste durch Zerplatzen infolge der Wärmeausdehnung der Flüssigkeit zu vermeiden, müssen die in einer Siebschale stehenden Ampullen vor dem Zuschmelzen im Wasserbade auf die zum Sterilisieren nötige Temperatur erwärmt werden. Bei den mit Kropf versehenen Ampullen ist das Vorwärmen nicht nötig. Das Abschmelzen des Ampullenhalses erfolgt an einer kleinen horizontalen Stichflamme, einer sogenannten Siegellacklampe, oder vor der Gebläselampe.

5. Sterilisation.

Die Keimfreimachung der zur Herstellung der Lösungen nötigen Glasgefäße und der leeren Ampullen geschieht: a) durch 2stündiges Erhitzen im Heißluftsterilisator, der mittels Thermoregulator auf 150—160° C eingestellt ist; b) durch mindestens 30 Minuten langes Erhitzen im strömenden Dampfe; c) durch 15 Minuten langes Erhitzen in gespanntem Dampfe bei 115° C; d) durch Auskochen in Wasser. Um die Berührung des Wassers mit den fetthaltigen Oberflächen der Gegenstände zu erleichtern, setzt man dem Wasser am besten 1% kristallisierte Soda zu. Ein Nachspülen mit sterilem Wasser ist dann immer nötig. Dünnwandige Glasgefäße werden durch etwa 15 Minuten langes Auskochen mit Wasser oder durch Ausdämpfen steril gemacht.

Die Keimfreimachung der mit Arzneistofflösungen gefüllten Ampullen muß mit der größten Sorgfalt ausgeführt werden, und zwar durch Siedetemperatur, durch gespannten Dampf, durch aseptische Herstellung, durch Tyndallisieren und durch konservierende Zusätze.

Die verschiedenen Arten der Sterilisation.

a) Bei Siedetemperatur. Zum Sterilisieren der Gefäße und Ampullen bei Siedetemperatur eignet sich jeder Topf, welcher einen Einsatz zum Aufstellen dieser und einen gut schließenden Deckel besitzt. In kleinen Apothekenbetrieben genügt für kleine Gefäße die durchlochte Büchse eines Infundierapparates; für größere Flaschen kann zweckmäßig der Destillierapparat benutzt werden. Nur ist hier, wie bei Vornahme jeder Dampfsterilisation, strenge zu achten, daß die Gegenstände nicht in ein Wasserbad von 90—95° C zu stellen sind, sondern daß der Dampf zuströmt und dieser die Gefäße umstreichen kann.

Bei Neuanschaffungen ist ein Kochscher Dampftopf aus Kupfer mit Wasserstandsanzeiger oder noch besser ein Budenberg-

oder Dahlener Dampftopf zu wählen. Der letztere ist doppelwandig, die Dämpfe streichen durch den Mantel in den Sterilisierraum und verdrängen überdies noch die am Boden sitzende kalte Luft.

Um höhere Temperaturen als 98° C zu erzielen, kann man mit Vorteil einen sogenannten Fleischtopf, wie er in Haushaltungen gebräuchlich ist, verwenden.

b) Mit gespanntem Dampf. Durch eine Temperatur von 115° C bei 3 Atmosphären Druck werden in 15 Minuten alle Dauerformen der Bakterien sicher vernichtet. Zu dieser Art Sterilisation sind gutschließende, auf diesen Überdruck geprüfte Autoklaven nötig. Die Sterilisation mit gespanntem Dampfe geht zwar schnell und sicher vor sich, ist aber für Apothekenbetriebe weniger geeignet, weil nur wenige, gebräuchliche Arzneistoffe eine Erhitzung bis 115° C ohne Zersetzung aushalten können.

Alarmuhren. Hier sei noch erwähnt, daß sich bei allen Sterilisierverfahren das Aufstellen von Alarmuhren, die die abgelaufene Zeit des Erhitzens anzeigen, bewährt hat.

c) Aseptische Herstellung: Während mit den zwei vorstehenden Verfahren, besonders mit letzterem, eine absolut sichere Abtötung der Keime erzielt wird, sind die nachfolgenden Verfahren weniger zuverlässig, und zwar nicht nur weil die Keime nicht absolut sicher vernichtet werden, sondern weil schließlich bei diesen Verfahren Temperaturen angewandt werden müssen, bei denen die Arzneistoffe eine Schädigung erleiden können. Wir kennen eine Reihe von Stoffen, wie Apomorphin, Asurol, Kollargol, Heroin, Skopolamin, Jodoform, Atoxyl, Salvarsan, Suprarenin, die, wie gewisse Eiweißstoffe, überhaupt nicht über Temperaturen von etwa 50° erhitzt werden dürfen. Was hat hier zu geschehen? Die Antwort gibt uns der Chirurg. In der Medizin hat man die Möglichkeit, eine Reihe von Stoffen, wie Instrumente, Verbandstoffe durch Auskochen oder Dampf einwandfrei zu sterilisieren. Diese Art der Sterilisation hat aber zu unterbleiben, wenn tierische Gewebe keimfrei gemacht werden sollen, wenn also das Operationsfeld oder die Haut der Hände des Operateurs zu desinfizieren sind. Hier hat man nur die Möglichkeit, die Haut mit möglichst wenig schädlichen Desinfektionsmitteln tunlichst steril zu machen und sonst aseptisch zu arbeiten. Analog dem Verfahren des Chirurgen am Operationstische sind auch unsere nicht durch Dampf sterilisierbaren Arzneistoffe tunlichst aseptisch zu behandeln.

Diesem aseptischen Verfahren möchte ich ganz besonders den Vorzug einräumen vor dem nächsten Verfahren, das wir zu besprechen haben, nämlich dem Tyndallisieren. Beim Tyndallisieren werden bekanntlich wiederholt Temperaturgrade von 60—70 bis 80—90° C bis zu 2 Stunden lang angewandt, ohne daß wir in den einzelnen Fällen genau wissen, wo der Grad der Schädigung des Stoffes beginnt, unter welchen zufälligen Bedingungen die Schädigung erhöht oder vermindert wird. Es herrscht so ziemlich in all diesen Fragen Unklarheit. Nach streng wissenschaftlichen Gesichtspunkten betrachtet, sollte man, meiner Meinung nach, solche unsicheren Maßnahmen zum Keimfreimachen nicht verwenden, sondern sich mit der Tatsache abfinden:

„Der Stoff ist hitzebeständig, der Stoff ist nicht hitzebeständig.‘‘

Wir würden uns damit auf den gleichen Standpunkt wie der Chirurg stellen, der eine Dampfbehandlung nur mit dem hierfür geeigneten Materiale vornimmt, sonst aber wegen der Gefahr der Gewebeschädigung und deren Folgen aseptisch arbeitet. Ich trete daher in allen Fällen, in welchen wir Arzneistoffe keimfrei zu machen haben und wenn wir von der Unschädlichkeit der Dampferhitzung bei einem Stoffe nicht vollkommen überzeugt sind, für eine aseptische Herstellung der Lösung und aseptische Abfüllung in Ampullen ein. Im nachfolgenden soll daher versucht werden, zu zeigen, wie im Apothekenbetriebe ein derartiges Arbeiten möglich ist.

Schon im Jahre 1916 habe ich in der Pharm. Ztg, Nr 16, S. 130 dieses Kapitel behandelt und zwei

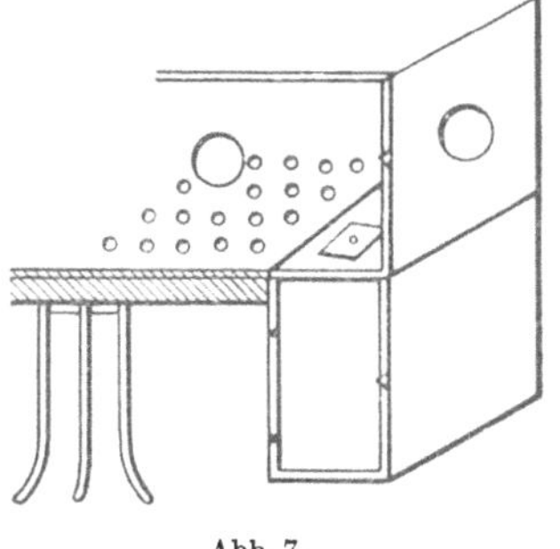

Abb. 7.

aseptische Kästen mit der dazu nötigen Einrichtung empfohlen. Während der erstere nur für Erledigung der dringenden Fälle in der Apotheke gedacht ist und ein gewisses Maß eines sicheren aseptischen Arbeitens von seiten des Apothekers vorausgesetzt wird, kann man an den zweiten Kasten jede (selbst ungeschulte) Person zum Arbeiten hinstellen, da eine Infektionsgefahr so gut wie ausgeschlossen ist, wenn man nicht Stoffe in den Kasten zu geben hat. Die Einrichtung des kleinen Kastens ist in genannter Nummer der Pharm. Ztg nachzusehen. Hier soll nur der große aseptische Kasten beschrieben werden, den jeder Klempner nach folgenden Angaben anfertigen kann.

Der aseptische Kasten, der dem Desinfektionskasten von Paul und Sarwey nachgebildet ist (siehe Abb 7), besteht aus starkem Zinkblech, hat eine Länge und Breite von je 50 cm, eine

Höhe von 35 cm. Auf dem Boden liegt ein 5 cm hoher herausnehmbarer Zinkblecheinsatz, der mit zahlreichen Löchern von 1 cm Durchmesser versehen ist und in der Mitte zur Festigung eine Stütze erhalten hat. Den Deckel des Kastens bildet eine starke Glasscheibe[1], welche in einem 2,5 cm breiten, nach einer Seite offenen Falze ein- und ausgeschoben werden kann. An zwei Wandungen des Kastens ist eine 17 cm im Durchmesser betragende runde Öffnung vorgesehen, an welcher ein nach außen und innen gehender 11 cm langer Blechzylinder angesetzt ist. Diese Öffnungen dienen zum Einführen der Arme in den Kasten. Ein keimdichter Abschluß derselben wird durch eine an jeder Öffnung angebrachte äußere und innere Manschette aus starker Leinwand (nach Art der Schreibärmel) bewirkt. Das eine Ende der inneren Manschette ist über dem äußeren Ansatzrohr festgebunden, das Ende der äußeren Manschette wird am inneren Ansatzrohr befestigt, während das andere Ende der inneren Manschette mit Gummihandschuhen oder Trikothandschuhen zusammengenäht wird.

Der Raum unter dem durchlochten Einsatz muß mit Wasser bis zu $^2/_3$ Höhe angefüllt werden. Dann bringt man alle sterilisierbaren Arbeitsgeräte und Materialien (mit Ausnahme des aseptisch zu behandelnden Arzneistoffes), wie Waage, Metall-Löffelchen, Gewichte, Gläser und Kölbchen mit sterilem Wasser, Trichter mit Wattemullbäuschchen oder Filterchen, Reibschalen mit Pistill, Glasstäbe, Ampullen, sterile Watte usw. im Kastenraum unter, schiebt die den Deckel des Kastens bildende Glasplatte ein und preßt zwischen Glasplatte und Falz dichte Wattestreifen ein, um jedes Eindringen von Luftkeimen auszuschließen.

Der nun so vorbereitete Kasten wird schließlich auf ein Gestell gesetzt und durch einen kräftigen Gasbrenner erhitzt. Das Wasser wird eine Stunde lang in lebhaftem Sieden erhalten, wobei die Dämpfe den ganzen Kasten erfüllen und durch die Leinwandmanschetten entweichen, welche dadurch gleichfalls sterilisiert werden.

Da die aseptisch zu behandelnden Arzneistoffe selbst, wie erwähnt, mit den anderen Gegenständen nicht miterhitzt werden dürfen, muß eine Gelegenheit vorhanden sein, um diese nach dem Erhitzen und Erkalten des Kastens aseptisch in das Innere zu bringen. Eine solche Einrichtung durfte nicht an einer der Seiten-

---

[1] Da die Glasscheibe leicht zerbrechlich ist, so kann der Deckel mit einer Öffnung auch von Zinkblech angefertigt werden. Die Glasscheibe in halber Deckelgröße wird dann in einen Falz dieser Deckelöffnung eingeschoben.

wände, sondern nur am Boden angebracht werden. Dieses Ziel wurde dadurch erreicht, daß von dem Boden des Paulschen Kastens ein 10 cm breiter Raum für einen zweiten Kasten freigelassen wurde.

Dieser zweite mit dem ersten verbundene Kasten erhielt auf einer Seite eine Tür und oben eine Schieberöffnung in das Innere des ersten gehend. Damit war es möglich, kleine Gegenstände nach dem Auskochen des Paulschen Kastens aseptisch in diesen hineinreichen zu können. Bevor dieses geschieht, müssen die gutschließenden Standgefäße der Arzneistoffe in verdünnten Weingeist gelegt werden, nach Öffnen der Kastentür bringt eine zweite Person oder die linke Hand der im Innern des Kastens arbeitenden Person dieses Gefäß samt der Schale usw., in der es unter verdünntem Weingeist eingetaucht ist, unter den Schieber der Öffnung und die rechte Hand der im Innern arbeitenden Person ergreift nun nach Öffnen des Schiebertürchens das desinfizierte Gefäß und nimmt es in das Kasteninnere auf, wonach die Schiebertüre sofort wieder geschlossen wird.

Schließlich läßt man in eine der Kastenseiten zwei runde Öffnungen machen, in welche zwei Gummistopfen mit Glasröhrchen befestigt werden. Durch eines dieser Glasröhrchen kann mit einer Vakuumpumpe Verbindung hergestellt werden. Das zweite Glasröhrchen wird mit einem sterilen Wattefilter verbunden. Es ist dadurch möglich, im sterilen Kasten eine Vakuumfiltration vorzunehmen oder Lösungen in Ampullen unter einer kleinen mitsterilisierten Vakuumglocke aseptisch abzufüllen.

Da der Dampf bei einem einstündigen Erhitzen durch die Schieberöffnung entweicht und somit auch der zweite Kasten mit sterilisiert wird, da ferner die zu verarbeitenden Arzneistoffe mit ihren Standgefäßen, welch letztere in verdünntem Spiritus eingelegt unter die Schiebertür gereicht werden, steril in das Kasteninnere gelangen, so ist tatsächlich Vorsorge getroffen, daß die Keimfreiheit des Kastens erhalten bleibt und alle weiteren Arbeiten aseptisch vorgenommen werden können.

So lassen sich alle Arzneistoffe, speziell organischer Art, nachdem sie aseptisch in obigen Kasten gebracht sind, allen Anforderungen der Aseptik genügend und ohne weitere Infektionsgefahr befürchten zu müssen, lösen, filtrieren und in abgabefertige, sterile Gefäße abfüllen. In gleicher Weise sind die sogenannten Doppelampullen mit den gewünschten Arzneistoffen einwandfrei zu füllen. Es ist hier volle Gewähr für ein exaktes, aseptisches Arbeiten gegeben.

Wenn das Arbeiten im vorstehend beschriebenen aseptischen

Kasten vollkommen einwandfrei ausgeführt werden kann und auch Gegenstände, die in verdünntem Alkohol liegen, aseptisch in den Kasten gereicht werden können, so war noch eine Lücke offen, nämlich, wie ist der Inhalt der in den Kasten zu reichenden Gefäße vollkommen keimfrei zu gestalten?

Ich konnte schon früher nachweisen, daß der Keimgehalt unserer gebräuchlichsten Arzneistoffe für Injektionszwecke gering ist. Er kann auch nur gering sein, da die etwa vorhandenen Keime während der Fabrikation so vielen Schädigungen ausgesetzt sind, daß sie zum mindesten geschwächt, wenn nicht ganz abgetötet werden. Ein höherer Keimgehalt in den im Zwischenhandel befindlichen chemischen Arzneistoffen ist mehr oder weniger auf äußere Einflüsse bei Gelegenheit des Abfüllens der Präparate zurückzuführen. Um nun Präparate, die durch unzweckmäßige Behandlung keimhaltig sind, keimfrei zu machen, konnten nur keimabtötende Mittel in Frage kommen, die für die Präparate indifferent sein mußten, ähnlich wie der 50proz. Alkohol dem Chirurgen bei der Händedesinfektion als unschädliches und doch wirksames Mittel dient.

Als geeignetes keimabtötendes Mittel in dieser Hinsicht hat sich Methylalkohol oder eine Mischung von Methylalkohol und Chloroform bewährt. Nachdem ich in Vorversuchen mit an Granaten angetrockneten Staphylokokken einwandfrei nachgewiesen hatte, daß Methylalkohol schon bei einer Einwirkungsdauer von 5 Minuten die Keime abtötet, konnte ich an die Keimfreimachung von folgenden Präparaten gehen: Atropin, Kokain, Kodein, Dionin, Laudanon, Morphium, Papaverin, Physostigmin, Skopolamin, Strychnin, Yohimbin.

Ich habe die Präparate in einer sterilen Glasstöpselflasche mit Deckstopfen mit Methylalkohol gut durchfeuchtet, nach aseptischem Verbringen in obigen aseptischen Kasten den Methylalkohol mittels Vakuumabsaugung wieder hinweggeschafft und auf diese Weise ein steriles Präparat erhalten, das im sterilen Kasten zur Lösung verarbeitet, eine einwandfreie sterile Lösung gibt. Damit ist der Schlußstein auf dem Wege einer oben angedeuteten aseptischen Herstellung von Arzneistofflösungen zu Injektionszwecken gesetzt worden.

Es lassen sich also in ununterbrochener Reihenfolge nicht bloß Geräte zur Herstellung von Ampullenlösungen, sondern auch die Präparate auf kaltem Wege keimfrei machen, und es wird damit erreicht, daß selbst von Stoffen, die schon bei niederem Hitzegrade von 40° Schaden leiden, keimfreie Lösungen und darauf nachfolgend Abfüllungen in Ampullen in vollkommen aseptischer

Weise hergestellt werden können. Damit dürfte das Interesse für das nächste Kapitel, das Tyndallisieren, zurücktreten, das nachfolgend kurz behandelt werden soll.

Doppelampulle. Das Ideal der Ampullenpackung dürfte in vielen Fällen die Doppelampulle darstellen, welche von Theod. Paul in die Praxis eingeführt wurde (Münch. med. Wschr. 1916, S. 1317), und zwar aus dem Grunde, weil die Arzneistoffe trocken in der Ampulle sich befinden und deshalb tunlichst keine Veränderung und Zersetzung erleiden können und weil die Lösung der Arzneistoffe frisch, kurz vor der Injektion erfolgen kann. Das von Paul vorgeschlagene Modell, das aus einer schwanenhalsförmigen Ampulle und einer zweiten getrennten Ampulle, die das Wasser enthält, besteht, ferner die sogenannte Isoampulle (der I. G. Farbenindustrie) und die Duploamphiole (der Firma Wölm), welche beide zwei zusammenhängende Ampullen darstellen, von denen das erstere Modell ein Glasstäbchen als Abschluß zwischen den beiden Ampullen enthält und im zweiten Falle das Woodsche Metall als Zwischenschicht zwischen den beiden Ampullen dient, sind technisch noch nicht auf der Höhe. Das vierte Modell mit einem Gummikappenverschluß, das bei einigen Insulinpackungen Verwendung findet, ist wegen Benutzung des Gummiverschlusses nicht allseits anwendbar. Es harrt daher das Problem noch der weiteren Vervollkommnung; insonderheit müßte der Preis dieser Ampullenpackungen ein niederer werden.

d) Tyndallisieren: Unter Tyndallisieren versteht man ein Verfahren, durch welches Keime in Flüssigkeiten durch wiederholtes Erhitzen bei Temperaturen zwischen 55 und 96° C abgetötet werden. Denn eine bekannte Tatsache lehrt, daß die vegetativen Keime, wenn man solche Keime enthaltende Flüssigkeiten 4—6 Tage hintereinander je 2 Stunden je nach der chemischen Labilität des Arzneistoffes Hitzetemperaturen von 55—96° C aussetzt, schon bei dem erstmaligen Erhitzen absterben, während an den weiteren Tagen die allmählich aus den Sporen ausgekeimten Keime abgetötet werden. Das Verfahren ist um so sicherer zu bewerten, je besser man den Sporen in den Zwischenzeiten durch Aufstellen bei geeigneten Temperaturen im Brutschranke Gelegenheit zum Auskeimen verschafft.

Wenn schon die absolute Vernichtung der Keime durch dieses Verfahren nicht sicher gewährleistet werden kann, um so schlimmer muß das Verfahren beurteilt werden, weil gleichzeitig auch die Haltbarkeit der Arzneistoffe bei den angewandten Hitzetemperaturen nicht absolut sichergestellt ist. Das Verfahren muß daher, wie im vorhergehenden Kapitel bereits bemerkt, wegen des un-

sicheren Erfolges als unzweckmäßig bezeichnet und von der ausgedehnten Anwendung des Verfahrens abgeraten werden, zumal
infolge der mehrere Tage sich hinziehenden Erhitzung viel Zeit
bis zur Fertigstellung vergeht.

Zur Ausführung des Tyndallisierungsverfahrens ist ein Wasserbad und ein gutgehender Thermoregulator notwendig. Die Ampullen werden während des Erhitzens in ein Drahtkörbchen ver-
packt, in das regulierte Wasserbad eingestellt und die vorgeschriebene Zeit erhitzt. Als guter Thermoregulator hat sich
der Universal-Thermoregulator der Firma Warmbrunn, Quilitz
& Co., Berlin, bewährt.

e) Konservierende Zusätze: Es gibt, wie wir bereits gehört
haben, eine Reihe von Ampullenlösungen, die weder das Erhitzen
bei Siedetemperatur noch das Tyndallisieren aushalten, die nur
durch eine Kerzenfiltration oder durch aseptische Herstellung
möglichst keimarm hergestellt werden können. Um diese Lösungen tunlichst keimarm zu erhalten, werden ihnen anti-
septische Präparate beigemischt. Bei Verwendung derartiger anti-
septischer Zusätze ist es notwendig, daß deren Zusatzmenge nur
gering ist, bei der Injektion in den Tierkörper nicht schädlich
wirkt und die zu konservierende Flüssigkeit selbst nicht verändern
darf. Als solche Zusätze sind bekannt: Phenol, Trikresol, Chloroform, Jodoform, Toluol, Thymol, Chloreton, Borsäure und neuerdings Nipagin. Von den hier genannten Stoffen wird am häufigsten das Phenol gebraucht; erhalten bekanntlich ja alle Tuberkulin-
verdünnungen, viele Heilserumarten, ferner bakteriotherapeu-
tische und fermenttherapeutische Präparate einen 0,5proz. Zusatz
von Phenol, sofern die Verwendung dieser Substanzen nur zu
Einspritzungen unter die Haut oder in die Muskulatur und nicht
in die Blutbahn dient. Alle diese Zusätze sind jedoch nur zulässig, wenn der ordinierende Arzt damit einverstanden ist.

6. Prüfung des Ampullenverschlusses.

Die Ampullen können einen nicht sichtbaren Glasfehler haben
oder einen solchen beim Sterilisieren erhalten. Es ist daher eine
Prüfung der Ampullen auf vollkommenen Verschluß notwendig.
Es gibt eine Anzahl von Verfahren, um einen derartigen Glasfehler nachzuprüfen. Das beste und einfachste ist folgendes: Man
legt die Ampullen während des Sterilisationsverfahrens in eine
flache Schale horizontal hinein. Bei dieser Anordnung muß sich
sowohl ein Fehler im Ampullenhals als auch im Ampullenboden
durch vollkommene oder teilweise Entleerung bemerkbar machen.

7. Dispensation der Ampullen.

Da die Ampullen selbst leicht zerbrechlich sind und besonders der Hals mit zugeschmolzener Kuppe oder Spitze leicht beschädigt werden kann, so sind die fertigen Ampullen in Kartons mit Zwischenfächern unterzubringen und die Spitzen mit Watte oder Zellstoff zu umhüllen.

Damit keine unlieben Verwechslungen stattfinden, werden die verschiedenen Ampullen sofort nach dem Sterilisieren mit der Signatur versehen, die neben der Inhaltangabe auch die Stärke der Lösung und das Datum der Anfertigung in gut leserlicher Schrift tragen soll. Sind dafür Etiketten vorhanden, so lasse man diese, je nach der Giftigkeit des Arzneistoffes, weiß mit schwarz, weiß mit rot oder schwarz mit weißer Schrift anfertigen; bei größerem Bedarf von Ampullen empfiehlt sich die Anschaffung eines Ampullen-Signierapparates (B. Grauel, Maschinenfabrik, Berlin NW 52).

Faßt man die vorstehenden Kapitel kurz zusammen, so benötigt der Apotheker zur Ampullenbereitung, sofern nicht schon der eine oder andere Gegenstand in der Apotheke vorhanden ist, nur relativ wenige Einrichtungsgeräte. Es genügen ein Heißluftsterilisator, ein Dampftopf, ein aseptischer Kasten mit den wichtigsten, sterilen Arbeitsgeräten, ein gutgehender Thermoregulator, ein Abfüllapparat bzw. Bürette mit Ansatz und Druckballon und die dazu nötigen Ampullen von Fiolaxglas.

Mit diesen verhältnismäßig wenigen Einrichtungsgegenständen ist jeder Fachgenosse in der Lage, jedes Quantum von Ampullen in einwandfreier Qualität fertigzustellen, wie diese auch die pharmazeutische Industrie nicht vollkommener liefern kann. Nur der eine Unterschied besteht im ersteren Falle, daß der Apotheker dann sicher weiß, was er als verantwortlicher Hersteller an den Kunden verabfolgt hat und daß er dem Arzt gegenüber genau Bescheid geben kann, auf welche Art, bei welcher Temperatur und wie lange die Arzneistofflösung zur Keimfreimachung erhitzt wurde.

B. Spezielle Verfahren zur Keimfreimachung der mit den verschiedensten gebräuchlichen Arzneistofflösungen gefüllten Ampullen.

Jedem organischen Chemiker ist die Tatsache geläufig, daß die verschiedenen organischen Stoffe verschiedene Siede- oder Schmelzpunkttemperaturen haben, und daß ein Erhitzen über diese Temperatur wegen eintretender Zersetzungen unzulässig ist. Das letztere ist auch beim Erhitzen von verschiedenen Ampullenlösungen zu beachten. Es gibt bekanntlich Stoffe, die in Lösungen nicht über 50° C ohne Schädigung erhitzt werden dürfen, andererseits können wieder Lösungen über 100° C und noch weit darüber ohne Schaden Hitzegrade ertragen. Leider besitzen wir noch wenige zuverlässige Untersuchungsmethoden, um feststellen zu können, ob eine Lösung durch Erhitzen zersetzt ist, ob durch das Sterilisieren innere Veränderungen stattgefunden haben. Außer dem elektrischen Leitfähigkeitsvermögen vor und nach dem Sterilisieren, außer auf ultraviolett spektrophotographischem Wege, vielleicht durch Kapillar- und Quarzlampenanalyse, können wir zur Prüfung solcher Lösungen auf ihre Güte nur die äußeren Kriterien, wie Farbe, Geruch heranziehen. Dazu kommt, daß die Angaben über sachgemäße Sterilisation von Arzneistofflösungen in Lehrbüchern und Fachzeitschriften stark zerstreut sind und man nicht selten bei den verschiedenen Mitteilungen auf Widersprüche oder unklare Maßnahmen stößt. Es erschien mir daher zweckmäßig, den Kollegen übersichtlich von den gebräuchlichsten Arzneistoffen, die zu Injektionszwecken benutzt werden, die Art, dann die Temperaturen und schließlich die Dauer kurz anzugeben, wie deren Lösungen am einfachsten im Apothekenlaboratorium keimfrei zu machen sind.

Name des Präparates	Verfahren zum Keimfreimachen	Bemerkungen üb. Haltbarkeit/Konzentration
Acoin Heyden	aseptische Herstellung	stets frisch bereiten; 0,1% mit 0,8% NaCl Lsg.
Alypin Bayer	in ausgekochtes Ampullenwasser wird Alypin gegeben, bei schwacher Flamme eine Minute weiter erhitzt. (Bayer)	immer frisch bereiten; 0,1—0,2% Lsg., im heißen Wasser etwas schwerer löslich als im kalten.
Antipyrin Höchst	Dampf 100° C 30 Min.	bis 30% Lsg.
Apomorphin. hydrochloric.	aseptische Herstellung mit $^1/_{500}$ n-Salzsäure (Knoll)	Haltbarkeit schlecht; 1% Lsg., Grünfärbung nicht gestattet.
Argochrom Merck	aseptische Herstellung, nicht sterilisieren (Merck)	1% Lsg. (nicht Kochsalzlösung verwenden!)
Argoflavin	Dampf 110° C 30 Min. (I.G. Farbenindustrie)	0,5% Lsg.

Name des Präparates	Verfahren zum Keimfreimachen	Bemerkungen üb. Haltbarkeit/Konzentration
Arsacetin Höchst	Dampf 100° C, nicht höher! 30 Min. (Höchst)	Normalglas verwenden; 10% Lsg. Die sterilisierte Lösung filtriert man nach 24 stündig. Stehen aseptisch von dem ev. entstandenen Sediment ab und füllt dann ohne nochmalige Sterilisation in Ampullen.
Asurol Bayer	aseptische Herstellung. Sterilisation nicht erforderlich (Bayer)	immer frisch bereiten; 5% Lsg. Trübe Lösungen sind nicht zu gebrauchen.
Atropin sulfuric.	Dampf 100° C 30 Min. (Mossler) oder aseptische Herstellung.	bei 100° C entstehen 0,6% Zersetzungsprodukte; 0,1% Lsg. muß farblos sein.
Calcium chloratum	Dampf 100° C 30 Min.	2% u. 0,9% NaCl Lsg.
Camphora	Dampf 100° C 30 Min. in zugebundenem Glasstöpselglase (Hager, pharm. Praxis).	10—20% Lösung in Ol. Olivar.
Cardiazol Knoll	Dampf 102° C 45 Min. (Knoll)	10% Lsg.
Chinin. bihydrochloric. carbamidat.	aseptische Herstellung od. Tyndallisieren bei 70—80° an 3 Tagen je 1 Stunde (Böhringer)	25% Lsg. muß farblos u. ammoniakfrei sein.
Chinin. bisulfuric.	Dampf 100° C 30 Min.	8% Lsg.
Chinin. hydrochloric. Antipyrin (nach Laveran)	aseptische Herstellung od. Tyndallisieren bei 90—100° an 3 Tagen je 1 Stde. (Kollo)	Antipyrin 30%, Chinin. hydrochloric. 20% muß neutral bleiben.
Cholin. hydrochloric. Merck	vorrätig in Ampullen 0,6 g : 12 ccm Kochsalzlösung (Merck). Inhalt einer Ampulle zu verdünnen m. 240 ccm phys. Kochsalzlösung (0,4%) und baldigst sehr langsam intravenös infundieren.	Ampullen, die nach Trimethylamin riechen, dürfen nicht verwendet werden!
Coagulen Ciba	Aufkochen 2—3 Min. lang in einem Kölbchen. (Ciba)	5—10% in 0,75% NaCl-Lösung nicht filtrieren!
Codein. phosphoric.	Dampf 100° C 30 Min. (Mossler)	3% Lsg., schwach sauer.

Name des Präparates	Verfahren zum Keimfreimachen	Bemerkungen üb. Haltbarkeit/Konzentration
Cocain. hydrochloric.	Dampf 100° C 30 Min. (Mossler)	1% Zersetzungsprodkte. 1—5% Lsg. muß neutral und klar sein.
Coffein. Natr. benzoic.	Dampf 100° C 60 Min. (Kollo)	10—20% Lsg. neutralisieren mit Soda; muß farblos sein.
Coffein. Natr. salicylic.	Dampf 100° C 60 Min. (Derlin)	
Collargol Heyden	aseptische Herstellung. (Heyden)	stets frisch bereiten. 1—2% Lsg. nicht sterilisieren, ohne Filtration nach 24 Stunden abgießen.
Cotarnin. hydrochloric.	aseptische Herstellung	10% Lsg.
Dicodid Knoll	Dampf 101° C 30 Min. (Knoll)	bis 1% Lsg.
Digipuratum Knoll	103° C 30 Min. an 2 Tagen, zwischen denen 3 Entwicklungstage bei 40° C liegen (Knoll)	
Digitalysatum Bürger	Dampf 100° C an 3 Tagen 15 Min. (Bürger)	mit phys. Kochsalzlösg. verdünnt ana
Dilaudid Knoll	Dampf 101° C 30 Min. (Knoll)	0,2% Lsg.
Dionin Merck	Dampf bis 115° C (Mossler)	1% Lsg. muß neutral u. farblos sein.
Diuretin Knoll	1 Stunde, dann wieder 1 Stunde und schließlich $^1/_2$ Stunde bei 96° C (Knoll)	5% Lsg.; klar, leichte Gelbfärbung.
Emetin. hydrochloric.	aseptische Herstellung	2—5% Lsg.
β-Eucain Schering	Dampf 100° C 60 Min. (Bohrisch)	vollständig widerstandsfähig; 1—2% Lsg.
Eucerin. liquid.	Dampf 100° C 30 Min. (Petzet)	
Eucodal	Dampf 100° C 30 Min. (Merck)	1—2% Lsg.
Eucupin. bihydrochloric.	Dampf 100° C 30 Min. (Zimmer & Cie.)	0,1% Lsg.
Eumydrin	Dampf 100° C 15 Min. nach aseptischer Zubereitung (I. G. Farbenindustrie)	0,1—0,3% Lsg.
Euscopol Riedel	Dampf 100° C 30 Min. (Riedel)	0,1—0,2% Lsg.. optische Drehung feststellen!

Name des Präparates	Verfahren zum Keimfreimachen	Bemerkungen üb. Haltbarkeit/Konzentration
Extr. Secal. cornut.	Tyndallisieren bei 100°C je 1 Stunde an 3 Tagen. (Kollo)	20% mit 10% Glyzerin muß neutral sein, Pikrinsäurefällunginnerhalb 5 Min. eintreten.
Ergotin Fromme	Tyndallisieren bei 80° C je 1 Stunde an 3 Tagen. (Petzet)	
Ferr. kakodylic.	aseptische Herstellung	2,5% Lsg.
Gelatine (Golddruck)	Lösung 5 Min. kochen, mit NaOH alkalisch machen, an 3 Tagen Dampf 100° C je 20 Min., in der Zwischenzeit Bruttemperatur von 37° C (Derlin)	10—20% in 0,9% NaCl. Lösung. Tierexperiment!
Guajacolum	Dampf 115° C 15 Min. (Kollo)	3% Lsg.
Heroin. hydrochloric. Bayer	aseptische Herstellung, die zweimal filtrierte Lösung in Ampullen gefüllt (Bayer)	Haltbarkeit beschränkt: 0,5% Lsg.
Homatropin. hydrobromic.	aseptische Herstellung	0,1% Lsg.
Hydrargyrum chloratum	Dampf 105° C 15 Min. (Kollo)	5% c. Paraffin. liquid. alcohole lavatum; HgCl zuerst mit Äther waschen; darf nicht grau sein.
Hydrargyrum salicylicum Heyden	Dampf 100° C 15 Min. (Kollo)	1% c. Paraffin. liquid. alcohole lavatum; schwach sauer.
Hydrastinin. hydrochloric. Bayer	Dampf 100—105° C 30 Min. (Bayer)	Haltbarkeit unbegrenzt; 2% Lsg.
Hyoscin. hydrobrom. seu Scopolamin	aseptische Herstellung.	sehr wenig haltbar;0,1% Lsg.
Indigocarmin-Tabletten Merck	intramuskulär 1 Tablette = 0,08 Indigocarmin. 0,1 NaCl wird in 20 ccm Ampullenwasser gelöst, die Lösung kurz aufgekocht und warm u. unfiltriert in die Glutäalmuskulatur injiziert.	intravenös. Aseptische Herstellung od. eine Tablette 0,01 in etwas mehr als 5 ccm Wasser lösen und kurz aufkochen. Stärkere Konzentration als 2 auf 1000 vermeiden; bei durchschnittlichem Gewichte von 70 Kilo genügt eine Tabelette

Name des Präparates	Verfahren zum Keimfreimachen	Bemerkungen üb. Haltbarkeit/Konzentration
Jodoform	aseptische Herstellung nach ten Bosch. Pharm. Ztg 1901 p. 807	10% Suspension. Jodoform ist mit 0,1% Sublimatlösung zu behandeln.
Lecithin Agfa	aseptische Herstellung od. Tyndallisieren bei 70° C an 3 Tagen je 3 Stunden (A.-G. für Anilinfabrikation)	5—20% Lsg. in Ol. Olivar. alcohole lavat., soll bei 37° C klar sein.
Lecithol Riedel	aseptische Herstellung. Tyndallisieren bei 60 bis 65° C an 3 Tagen je 3 Stunden (Riedel)	5% mit Ol. Olivar.
Luminal-Natrium Bayer, Merck	aseptische Herstellung. Doppelampulle (Bayer)	20% Lsg. frisch zu bereiten.
Magnesium sulfuricum	Dampf 100° C 30 Min. (Petzet)	bis 40% mit 2% Glyzerinzusatz.
Melubrin Höchst	aseptische Herstellung; Lösung aufkochen.	50% Lsg. Direktes Sonnenlicht vermeiden. Gelbfärbung nur Schönheitsfehler
Menthol	Dampf 100° C 30 Min.	bis 2% Lösung in Öl; verschlossenes Gefäß!
Methylenblau Höchst	Dampf bis 115° C 15 Min. (Stich)	6—10% Lösung.
Morphinum hydrochloricum	in $^1/_{1000}$ n-HCl, Dampf 100° C 30 Min. (Derlin, Mossler)	1—2% Lsg.; klar, farblos, neutral.
Narcophin Böhringer	in $^1/_{1000}$ n-HCl, Dampf 100° C je 20 Min. an 3 Tagen (Böhringer)	3% Lsg.
Narcotin. sulfuric.	aseptische Herstellung. Doppelampulle	5—10% Lsg.
Natrium arsanilic. Atoxyl	aseptische Herstellung	10% Lsg. muß völlig farblos, neutral sein, nicht über 80° C erhitzen.
Natrium arsenicosum	Dampf 100° C 60 Min.	1% Lsg.
Natrium bicarbonicum	aseptische Herstellung	4% Lsg. in 0,9% NaCl.
Natrium bromatum	Dampf 100° C 30 Min.	10% Lsg.
Natrium cacodylicum	aseptische Herstellung oder Dampf 110° C 15 Min. (Kollo)	5—10% Lsg. muß geruchlos sein.
Natrium chloratum	Dampf 100° C 60 Min., 115° C 15 Min.	0,85% Lsg.
Natrium glycocholicum	Dampf 100° C 30 Min. (Petzet)	1—2% mit 0,65% NaCl stets frisch zu bereiten!
Natrium glycerinophosphoricum	Dampf 115° C 20 Min. (Merck)	20% mit 0,6% NaCl ist schwach alkalisch.
Natrium nitrosum	Dampf 100° C 30 Min.	1% Lsg.

Name des Präparates	Verfahren zum Keimfreimachen	Bemerkungen üb. Haltbarkeit/Konzentration
Natrium nucleinicum	Dampf 100° C je 45 bis 60 Min. an 3 Tagen (Böhringer)	10% Lsg.
Natrium salicylicum	Dampf 100° C 30 Min.	15—20% Lsg.
Novocain Höchst	Dampf 100° C 30 Min.	0,5—10% Lsg. Gelbfärbung bei wiederholtem Erhitzen ist ein Schönheitsfehler
Öle	Heißluftsterilisation bei 120° C 2 Stunden (Schweiz. Arzneibuch)	
Optochin. hydrochloric.	Dampf 100° C 30 Min. (Zimmer & Cie.)	0,33% Lsg.
Paraffinum liquidum	Heißluftsterilisation bei 120° C	
Pantopon Roche	Dampf 100° C 30 Min.	2% mit 5% Alkohol und 15% Glyzerin.
Papaverinum sulfuricum	Dampf 103° C 30 Min. (Knoll)	4% Lsg.
Paracodin Knoll	Dampf 101° C 30 Min. (Knoll)	2% Lsg.
Peristaltin Ciba	Original-Ampullen	schon bei mäßigem Erwärmen teilweise hydrolytische Spaltung.
Phenolsulfonphthalein	Dampf 100° C 30 Min.	0,6 in 1,6 ccm $^1/_1$ n-NaOH gelöst, 0,75 NaCl, Aqua ad 100 ccm zur Nierenfunktionsprüfung.
Phloridzinum	aseptische Herstellung	2% Lsg. mit 0,4% Sodazusatz.
Physostigminum salicylic. vel sulfuric.	aseptische Herstellung. Trockenampulle	0,1% Lösung, Haltbarkeit beschränkt, keinen Vorrat halten.
Pilocarpinum hydrochloricum	Dampf 100° C 30 Min. (Mossler)	0,1% Lsg., Schmelzpkt. bestimmen; Lösung schwach sauer.
Saccharum amylaceum Glucose Merck	Dampf 100° C 30 Min.	5,7% isotonisch; 10, $12^1/_2$, 25, 50% Lsg.
Saccharum Lactis	50 g Löfflunds Milchzucker in 50 g Wasser gelöst, diese Lösung mit Alkohol gefällt; nach 12 stündigem Stehen abgegossen, im Vakuum getrocknet und dann aseptische Herstellung.	10% Lsg. nach Prof. Dr. Schleyer zur Nierenfunktionsprüfung.

Name des Präparates	Verfahren zum Keimfreimachen	Bemerkungen üb. Haltbarkeit/Konzentration
Schleich-Lösung	in ausgekochtem Wasser eine Minute bei schwacher Flamme kochen oder Dampf 100° C 30 Min.	
Scopomorphin Riedel	Dampf 100° C 30 Min. (Riedel)	pro 1 ccm = 0,0006 Euscopol u. 0,015 Morph. hydrochl.
Spartein. sulfuric.	Dampf 100° C 30 Min.	2, 5, 10% Lsg.
Stovain	Dampf 100° C 30 Min. (Kollo)	2% Lsg., schwach sauer.
Strophanthin Böhringer	bei 90° C an 3 Tagen je 20 Min. (Böhringer)	0,1% Lsg.
Strychninum sulfuricum	100° C an 3 Tagen je 1 Stunde (Kollo)	0,05—0,1% Lsg. Es darf keine Kristallabscheidung stattfinden.
Stypticin Merck	aseptische Herstellung oder Dampf 100° C 1 Stunde (Mossler)	10% Lsg.
Styptol Knoll	Dampf 100° C 1 Stunde (Knoll) oder 115° C 15 Min.	10—20% Lsg.
l-Suprarenin	aseptische Herstellung in Jenaer Hartglas-Gefäßen bei zerstreutem Tageslicht, noch besser bei künstlicher Beleuchtung.	0,1% in 0,9% Kochsalzlösung. Das Wasser muß vorher durch Aufkochen luftfrei gemacht, die Arbeitsräume müssen ammoniakfrei sein. (Höchst)
Theophyllin. Natrium acetic. Böhringer	Dampf 100° C je 20 Min. an 3 Tagen (Böhringer)	3% Lsg.
Tropacocain. hydrochloric. Merck	Dampf 115° C 20 Min. (Merck)	5—10% Lsg.
Trypaflavin	Dampf 110° C 30 Min. (I. G. Farbenindustrie)	2% Lsg.
Tuberculin alt	aseptische Herstellung; die Verdünnung erfolgt mit 0,5% Phenollösung	enthält 20% Glyzerin u. 0,5% Phenol. Verdünnungen über 1:10 dürfen nur 4 Wochen lang vorrätig gehalten werden.
Tuberkelbazillen-Emulsion	aseptische Herstellung m. Hilfe 0,85% Kochsalzlösung	enthält 1 g Bazillen in 200 ccm und 50% Glyzerin. Abfüllapparat. Dr. Richter, Apoth.-Ztg 1913, Nr 86.

Name des Präparates	Verfahren zum Keimfreimachen	Bemerkungen üb. Hartbarkeit/Konzentration
Tuberkulin Test	aseptische Herstellung	mit 20% Glyzerin
Tutocain Bayer	Dampf 100° C 15 Min. nach aseptischer Zubereitung (I. G. Farbenindustrie)	0,25 u. 0,5% Lsg.
Urotropinum Schering	aseptische Herstellung; ev. einmalige Erhitzg. auf 80° C (Schering)	bis 40% Lsg.; höhere Temperatur als 80° C nicht zulässig, wegen Entstehung von kleinen Mengen Formalins.
Vaccine	aseptische Abfüllung	Bereitungsweise s. Anhang.
Vioform Ciba	Heißluftsterilisation bis 150° C (Ciba)	
Vucin. bihydrochloric.	Dampf 100° C 30 Min. (Zimmer & Cie.)	0,02—0,2% Lsg.
Yohimbin. hydrochloric., besser lactic.	kochendes steriles Wasser, keine weitere Erhitzung (Derlin)	1% Lsg.; etwa 1 Woche haltbar!

Die Herstellung von Autovakzinen nach Wright und Reiter.

Zu ihrer Herstellung werden Sekrete der Kranken verwendet, von deren Bakterienreinkulturen die Vakzine herzustellen sind.

Man stellt sich auf Agar oder Aszitesserum eine Reinkultur der Bakterienart her, die das krankmachende Agens bildet, z. B. Eiter von Karbunkel oder Furunkel, Harnsediment bei Koli-Zystitis, Eiter von Gonorrhöe u. dgl. Die 24—48stündige Reinkultur wird mit 3 ccm physiologischer Kochsalzlösung vom Nährboden abgeschwemmt, für sich oder mit sterilen Glasperlen längere Zeit geschüttelt und im Wasserbad von genau 55° C (bei Gonokokken nur auf 45° C) eine Stunde lang erhitzt. Nach dieser Erhitzung wird eine Öse der Aufschwemmung auf Agar abgeimpft, auf Sterilität geprüft und dann mit 0,5% Karbol enthaltender Kochsalzlösung auf 10 ccm Gesamtvolum ergänzt. Durch Zählung in der Thoma-Zeißschen Zählkammer wird der Keimgehalt in 1 ccm bestimmt. Als Färbe- und Verdünnungsflüssigkeit in der Mischpipette benutzt man eine Lösung von Sublimat (1:500) 100 ccm, Salzsäure 2 ccm, Salzsäurefuchsin bis zur Rotfärbung. Man stellt sich Verdünnungen der Vakzine mit 5, 10, 20, 50, 100 und 500 Millionen Keimen in 1 ccm Flüssigkeit her, die in Ampullen abgefüllt werden.

VII. Aquae aromaticae — aromatische Wässer.

Unter der Bezeichnung „Aquae aromaticae" haben die alten Arzneibücher ausschließlich Destillationsprodukte verstanden, welche aus aromatischen Vegetabilien, nachdem diese zuvor mit Wasser und Spirituszusatz mazeriert worden waren, durch Destillation mit Wasserdampf erhalten wurden. Diese so gewonnenen Destillationsprodukte sind bekanntlich weniger haltbar, da durch Oxydationsvorgänge ihr ursprünglicher Geschmack und Geruch verändert wird, und ihre aromatischen Eigenschaften schließlich ganz verlorengehen. Es ist daher verständlich, wenn man nicht nur in den verschiedenen Apotheken stets verschieden schmeckende Produkte antrifft, sondern auch in ein und derselben Apotheke zu verschiedenen Zeitabschnitten diese Veränderungen beobachten kann.

So kam es, daß die neuen Arzneibücher mit Ausnahme der viel begehrten aromatischen Wässer, wie Zimt-, Fenchel-, Pfefferminzwasser, von einer Destillationsvorschrift Abstand nahmen und dafür die aromatischen Wässer nun ex tempore mit Hilfe der betreffenden ätherischen Öle herstellen lassen. Die Fortschritte in der ätherischen Ölfabrikation trugen wesentlich zu dieser Änderung bei. So haben bereits das amerikanische und norwegische Arzneibuch die Ölprodukte beschränkt in ihre Arzneibücher auf genommen. Um eine möglichst gleichmäßige Zerteilung des Öles zu erzielen, lassen diese die Öle (2 g) zunächst mit Talkpulver (15 g) fein verreiben und dann diese Verreibung mit (1 Liter) warmem Wasser kräftig durchschütteln und filtrieren. Nach anderen Vorschriften werden die Öle in einem weingeistigen Lösungsmittel gelöst und dann durch Zusatz von warmem Wasser in feinste Suspension gebracht.

In ähnlicher Weise werden auch die im Handel vorkommenden konzentrierten aromatischen Wässer fabriziert. Sie stellten 10- oder gar 100fache Auflösungen von ätherischen Ölen in mehr oder weniger starkem Alkohol dar. Zweckmäßig verfährt das Schweizer Arzneibuch, indem es die Droge mit Weingeist befeuchtet, nach 24stündigem Stehen mittels Wasserdampf eine bestimmte Menge gewinnt und schließlich von diesem Destillationsprodukte soviel Rektifikat abdestilliert, als der angewandten Droge (also 1:1) entspricht. Beim Gebrauche sind diese konzentrierten Wässer 1:10 zu verdünnen.

Jedem Praktiker ist es bekannt, daß die mit ätherischen Ölen oder auch die mit weingeistigen Essenzen hergestellten aromatischen Wässer den gleichnamigen, auf dem Wege der Destillation gewonnenen weder im Geschmack noch im Geruch gleichwertig sind. Die Unterschiede sind so groß, daß es nicht angeht, ein durch Destillation bereitetes Wasser einfach durch ein mit Öl hergestelltes zu ersetzen.

Während man zu den alten Zeiten in den meisten vom Arzte ordinierten Mixturen einen Zusatz von einem aromatischen Wasser als Geschmackskorrigens zu sehen gewohnt war, sind Beigaben dieser Art in der Rezeptur heute fast ganz verschwunden. Wenn der Apotheker früher jeden Monat eine Reihe von aromatischen Wässern frisch destillieren mußte, findet dies im Jahre höchstens einmal statt. Man kann heute nicht umhin, dieser veränderten Sachlage Rechnung zu tragen. Man kann heute nicht mehr vom Apotheker fordern, daß er bei dem ganz geringen Bedarfe die aromatischen Wässer stets frisch und revisionsfähig vorrätig halte. Was die therapeutische Wichtigkeit dieser Zubereitungen betrifft, so ist diese untergeordnet. Einige Bedeutung gewinnen die aromatischen Wässer als Augenwässer; für diesen Zweck kommt wieder nur das Fenchel- und Lindenblütenwasser in Betracht.

Von diesen Gesichtspunkten betrachtet, muß folgender Standpunkt vertreten werden: die besten aromatischen Wässer können unstreitig nur durch Destillation mittels Wasserdampf aus den frischen oder getrockneten Vegetabilien gewonnen werden; bei dem geringen Verbrauche derselben in Apotheken dürften aber heute die mittels ätherischer Öle hergestellten Präparate genügen.

Die bisher vorgeschlagenen Vorschriften zur Bereitung der aromatischen Wässer aus ätherischen Ölen können sicher nicht den vollen Beifall des pharmazeutischen Praktikers finden. Ich stellte daher mir die Aufgabe, aus Öl bessere Produkte als die bisherigen Präparate herzustellen.

Alle Ölpräparate samt und sonders zeigen gegenüber den durch Destillation erhaltenen Produkten einen scharfen kratzenden Geschmack. Jeder pharmazeutische Praktiker weiß nun aus eigener Erfahrung, daß alle Standflaschen von ätherischen Ölen — die einen vielleicht mehr, die anderen weniger — am Halse und Stopfen stark verharzt sind. Es darf zweifelsohne angenommen werden, daß der bei den aus ätherischen Ölen bereiteten aromatischen Wässern beobachtete scharfe Geschmack von dem Harzgehalte des Öles bzw. von dessen Oxydationsprodukten herrühren muß. Diese Überlegung veranlaßte mich, Versuche nach zwei Richtungen hin zu unternehmen.

Zunächst glaubte ich, den Harzgehalt und die Oxydationsprodukte der ätherischen Öle an feste Wachsarten binden zu können, so daß sie beim Schütteln mit warmem Wasser diese nicht abgeben.

Ich schmolz zu diesem Zwecke bei mäßiger Wärme nachgenannte Wachs- und Fettarten und die angegebene Menge von ätherischem Öle zusammen. Dann setzte ich das nötige Quantum warmen Wassers hinzu und schüttelte kräftig. Die Filtration geschieht am besten nach dem Erstarren der Wachsarten.

Das Ergebnis dieses Versuches lautete nicht ungünstig.

Versuch I.

Wachs- und Fettarten	ätherisches Öl	Wasser	Geschmack	Nachgeschmack
2 g Cera flava			milde	ohne
2 g Paraffin. solid. Schmelzp. 34° C.	je 18 Tropfen Ol. Foeniculi	je 500 ccm warmes Wasser	milde	schärfer
2 g Paraffin. liquid.			milde	ohne
2 g Butter, ungesalzen ...... ohne Zusatz			wenig schwach	— schärfer

Mein zweiter Versuch erstreckte sich darauf, vor jeder Herstellung eines aromatischen Wassers die dazu nötige Menge ätherischen Öles einer Destillation mit Wasserdampf zu unterziehen. Schon nach einigen Vorversuchen gewann ich die Überzeugung, daß man milder schmeckende aromatische Wässer erhalten kann, wenn man die ätherischen Öle unmittelbar vor der Wasserbereitung durch Wasserdampfdestillation rektifiziert. Benutzt man bei dieser Destillation gleichzeitig kleine Mengen Alkohol, so sind die damit erhaltenen Destillationsprodukte nicht so mild, als wenn man mit Wasserdampf allein arbeitet. Ich zog es daher vor, nur mit Wasserdampf zu destillieren.

Und zwar verfährt man zur Herstellung von aromatischen Wässern zweckmäßig in folgender Weise: In einen Fraktionskolben gibt man 2 g ätherisches Öl und 50—100 ccm Wasser. Mit dem seitlichen Kolbenansatze verbindet man mittels eines Schlauches ein gebogenes Glasrohr, in dessen mittlere Hälfte eine Kugel eingeschmolzen ist. Man erhitzt den Kolbeninhalt zum Sieden und leitet den Dampf in eine Literflasche voll destilliertes Wasser. Die Kugel soll die beim Kochen eintretenden Temperaturschwankungen ausgleichen bzw. verhindern, daß Wasser in den Fraktionskolben zurückgeschleudert wird. Sobald etwa 25 g Wasser übergekocht sind, öffnet man zuerst den Stopfen des Fraktionskolbens und dann erst entfernt man die Flamme. Das so frisch überdestillierte Öl wird schließlich mit dem in der Vorlage inzwischen warm gewordenen Wasser kräftig geschüttelt und nach kürzerem oder längerem Stehen mit oder ohne Hilfe von Zusatz von Talkum filtriert.

Die Unterschiede der verschieden bereiteten Präparate sind aus nachfolgender Versuchsreihe klar zu ersehen.

Versuch II.

Aqua Cinnamomi bereitet:	Geschmack	Aussehen
durch Destillation	milde	opaleszierend trüb
aus Öl mit Spiritus und Wasser destilliert	etwas scharf	trüb
aus Öl mit Spiritus und Wasser gemischt	beißend	trüb
aus Öl mit Wasser nach obiger Vorschrift destilliert	milde	klar
Aqua Foeniculi bereitet: aus Öl mit warmem Wasser geschüttelt, filtriert	wenig	schärferen Nachgeschmack
aus Öl mit Wasser nach obiger Vorschrift destilliert....................	milde	keinen Nachgeschmack

Auf obige einfache Weise ist in kürzester Zeit ein Apothekenstandgefäß voll aromatisches Wasser hergestellt. Das so gewonnene Wasser hat angenehmen, milden Geschmack und wird, je nach einer dem Verbrauche entsprechenden Menge angefertigt, selten schlecht werden. Ganz kleine Mengen aromatischen Wassers lassen sich in der gleichen Weise für die Rezeptur mit Hilfe eines großen Reagensrohres, eines Korkes und eines doppelt gebogenen Rohres herstellen.

Die Gegner der Ölprodukte werden sich vielleicht mit diesem Verfahren befreunden können, ihren Widerstand gegen die Ölprodukte unterlassen und so gewonnene, aromatische Wässer als zweckmäßig und zweckentsprechend anerkennen, zumal diese in kürzester Zeit frisch in jeder Quantität ohne besondere Einrichtung einfach herzustellen sind.

Hinweise auf neuere Bearbeitungen.

Brieger: Pharm. Ztg **1926**, 1166.
Eschenbrenner, H.: Pharm. Ztg **1927**, 10.
David, L.: Pharm. Ztg **1927**, 623.

VIII. Spirituosa medicata — arzneiliche Spirituosen.

Ähnlich wie die aromatischen Wässer wurde von den alten Apothekern auch ein Teil der arzneilichen Spirituosen durch Dampfdestillation der aromatischen Vegetabilien, nachdem diese zuvor mit Spiritus mazeriert worden waren, gewonnen. Die so erhaltenen Destillationsprodukte sind stets feine aromatische Präparate gewesen. Auch hier ging man der Entwicklung der ätherischen Ölfabrikation folgend dazu über, die Vegetabilien nicht mehr mit Dampf zu destillieren, sondern dafür Vorschriften mit ätherischen Ölen zu geben, die einfach im Alkohol gelöst werden. Die so gewonnenen Ölzubereitungen zeigen, wie bei den aromatischen Wässern, einen scharfen, kratzenden Geschmack, und können einen Vergleich mit den gleichnamigen Destillationsprodukten nicht standhalten.

Bei dem Streben, auch für diese Zubereitungen verbesserte Ölvorschriften zu geben, war der Gedanke naheliegend, gleich wie bei der Darstellung der aromatischen Wässer zu verfahren, und die bei der Bereitung nötige Menge der ätherischen Öle mit Dampf zu destillieren. Ich zog es vor, ebenso wie dort die Öle nicht mit Spiritus, sondern mit Wasserdampf überzutreiben.

Die so bereiteten Spiritus Juniperi und Melissae comp. schmecken, nach diesem Rezept hergestellt, milder als die einfachen Öllösungen im Alkohol. Es dürfte sich nur bei diesem Destillationsverfahren empfehlen, einige Prozent mehr Öl zu verwenden, um die bei der Destillation entstehenden Verluste auszugleichen.

Das obige Verfahren verdient nicht bloß bei der Bereitung von Medizinalspiritus, sondern auch bei der Fabrikation von Branntweinen und Likören, zu deren Herstellung ätherische Öle vorgeschrieben sind, eingeführt zu werden. Es könnten die Branntweine, Anisette, Boonekamp of Magenbitter, Calmus, Pfefferminz, Absinth, Wacholder, ferner die Liköre Anis, Calmus, Kümmel, Wermut, auf diese Weise bereitet werden, da dadurch sicher eine Verfeinerung des Produktes sich erreichen läßt.

Hinweis auf neuere Bearbeitungen.

Eschenbrenner, H.: Pharm. Ztg **1927**, 54.

IX. Linimente und Vasolimente.

Die Linimente sind möglichst gleichmäßige Mischungen oder Suspensionen von fetten Ölen oder ähnlichen Stoffen mit alkalischen oder seifenhaltigen oder spirituösen Flüssigkeiten. Sie sind meist mit den Emulsionen vergleichbar. Während bei den Emulsionen eine Gummiart die Zerteilung des Öles bewirkt, wird dort vielfach durch den Zusatz eines Alkalis oder einer Seife dieser Zweck erreicht. Je länger die Suspension stehenbleibt, desto besser ist das Präparat, desto feiner scheint die Zerteilung des Öles zu sein. Ein Liniment, das in seine Bestandteile sich abgeschieden hat, läßt sich nicht wieder gleich schnell und gut zerteilen.

Die alten, bekannten Vorschriften von Öllinimenten enthalten als Bestandteile außer Liq. Ammon. caustic. Oliven- oder Sesam- oder Rüb- oder Erdnuß- oder Mohnöl. Das Sesamöl und das Rüböl dürften den Vorzug verdienen. Die Vorschrift des deutschen Arzneibuches 5 war keine glückliche. Dieses gab mir Veranlassung, dem Thema näher zu treten.

Es war aufzuklären, ob ein größerer oder geringerer Zusatz von Liquor günstig wirkt. Die verschiedenen Arzneibücher schwanken im Zusatz von Liquor in Mengen von 10, 25 und $33^1/_3\%$. Ferner war in den Kreis der Untersuchung hineinzubeziehen, ob ein Zusatz von Ölsäure zum Öle bei der Linimentbildung vorteilhaft wirkt. Schon E. Döhlen hat in Norsk Farmaceustik Tideskrift 1925, 18, festgestellt, daß für das Gelingen des Öllinimentes der Gehalt des verwendeten Öles an freier Fettsäure ausschlaggebend wäre. (Siehe auch Pharm. Ztg 1925, S. 1523.) Nach Döhlen ist das Ölliniment eine Emulsion von Öl in Ammoniak, bedingt durch das Ammoniumoleat der freien Ölsäure der Öle. Ebenso hält Ulbrich, Aschersleben, in der Pharm. Ztg 1925, S. 1559, einen Zusatz von 4% gereinigter Ölsäure zum Liniment für zweckmäßig.

Aus den folgenden zwei Versuchsreihen ist ersichtlich, wie sich die Zusätze von Liquor und Öl- bzw. Fettsäuren bei der Linimentbildung verhalten.

Aus dieser Versuchsreihe geht hervor, daß für ein haltbares Ölliniment ein 20—25proz. Zusatz von Liquor nötig ist, und daß ein Zusatz von Ölsäure bei der Linimentbildung äußerst günstig wirkt, daß aber weder ein Zusatz von Wachs, Harz, Adeps Lanae, noch deren abgeschiedenen Säuren bei der Linimentbildung einen Vorteil bieten.

Versuch III.

Öl	Zusatz von Ölsäure	Verhältnis von Liquor zum Öl	Ergebnis: Beobachtungsdauer		
			nach 3 Std.	nach 24 Std.	nach 48 Std.
Ol. Arachidis	0	25 %	abgeschieden	—	—
Ol. Sesami ..	0	25 %	abgeschieden	—	—
,, ,, ..	2 %	25 %	gut	gut	gut
,, ,, ..	2 %	15 %	gut	Nieder-schlag	—
,, ,, ..	2 %	10 %	gut	teilweise abge-schieden	
,, ,, ..	2 %	2 %	abgeschieden	—	—
,, ,, ..	2 % Sesamöl-fettsäure	25 % Kalk-wasser	abgeschieden	—	—
,, ,, ..	,,	50 % Kalk-wasser	gut	gut	gut, später Trennung
,, ,, ..	2 % Wachs-säure	25 % Liquor	abgeschieden	—	—
,, ,, ..	2 % Harzsäure	25 % Liquor	abgeschieden	—	—
,, ,, ..	2 % Eucerit	25 % ,,	abgeschieden	—	—
,, ,, ..	2 % Schleichs Wachseife	25 % ,,	Niederschlag	—	—

Um den Einfluß von verschiedenen Fettsäuren zu prüfen, wurde noch Versuch IV eingeschaltet.

Versuch IV.

Öl-Liniment, bereitet mit Zusatz von	Beobachtungsdauer:	
	nach 24 Std.	nach 48 Std.
1 % Ölsäure	gut	gut
1 % Palmitinsäure...................	dick	teilweise Trennung
1 % Stearinsäure.....................	gut	gut
2 % Stearin des Handels	dick	gut
1 % ,, ,, ,, ...	gut	gut
$^1/_2$ % ,, ,, ,, ...	gut	teilweise abgeschieden
$^1/_4$ % ,, ,, ,, ...	Niederschlag	teilweise abgeschieden
Liniment aus Erdnußöl 60, Rizinusöl 18, Liquor 22, mediz. Seife 0,1 Teil....	abgeschieden	—

Aus vorstehendem Versuche ersieht man, daß ein Zusatz von Stearin zum Öle ganz besonders schöne, weiße, sämige Linimente ergibt, die selbst kurzes Zentrifugieren unbeschadet aushalten. Als weiterer Vorteil ist beim Stearinzusatz noch zu verzeichnen, daß sich abgeschiedene Linimente dadurch wieder verbessern lassen, wenn man einen Teil des abgeschiedenen Öles mit Stearin erhitzt, bis die Mischung klar ist und diese dann, fast erkaltet, mit den übrigen Restbestandteilen kräftig durchschüttelt.

Ich möchte von all den hier genannten Zusätzen „Stearin“, und zwar 1% zur Herstellung von Öllinimenten in Vorschlag bringen. Den Öllinimenten müßte ein viel bevorzugterer Platz in der Therapie eingeräumt werden, als das heute geschieht. Sie dienen infolge des Ammoniakzusatzes als Hautreizmittel und infolges des Ölzusatzes zugleich als Massiermittel.

Nachdem im Öle eine Anzahl therapeutisch wertvoller Arzneistoffe löslich sind und sich im Liniment feinst zerteilen lassen, so kann sicher mittels eines Linimentes ein erhöhter therapeutischer Effekt erzielt werden. Denn die Linimentzusätze, wie Alkali oder Seife, bewirken ein besseres Eindringen der Arzneistoffe in die Hautschichten. Außerdem lassen sich Linimente besser, schneller und sparsamer einreiben als Salben.

Wenn ich von den in Öl löslichen, therapeutisch wertvollen Arzneistoffen einige erwähnen soll, so muß ich vor allem Kampfer, Salizylsäure, Naphthol, Epicarin, Thymol, Menthol nennen. Solche im Öle gelöste und im Linimente feinst zerteilte Arzneistoffe müssen eine viel größere Wirksamkeit zeigen. Für den therapeutischen Heilzweck darf allerdings der Alkaligehalt nicht so hoch wie beim Einreibungslinimente bemessen sein. Wenn für Hautreizzwecke ein höherer Liquorzusatz ganz zweckmäßig erscheint, so muß hingegen für therapeutische Heilzwecke ein zu hoher Alkalizusatz als schädlich angesehen werden. Für letztere Zwecke dürfte ein geringer Alkaliüberschuß genügen, und der Liquor besser durch Pottasche zu ersetzen sein.

In den im nächstfolgenden Kapitel zu behandelnden Zubereitungen „Vasolimente“ finden wir eine Anzahl der oben genannten dermatologisch wertvollen Arzneistoffe inkorporiert. Nicht zu ihrem Vorteile enthalten diese Vasolimente als Bestandteil das Paraffinum liquidum. Sollten die von den Hautärzten erhobenen Einwände zu Recht bestehen, so müßte in den Vasolimenten auch der Paraffinzusatz bei gewissen Hauterkrankungen durch ein milderes Fettmittel ersetzt werden. Eine in diesem Falle besonders geeignete Zubereitung erscheint mir das Ölliniment zu sein, allerdings in der Zusammensetzung mit dem milde wirkenden Zusatz der Pottasche.

Ich stellte mir für diese Zwecke eine Art Grundmasse aus Öl,

Ölsäure und Liquor Kali carbonici durch Verseifung dieser Substanzen her. Mit dieser Grundmasse sind einerseits eine bestimmte Menge Öl, andererseits ein Quantum alkalischen Wassers (am besten Kalkwasser) oder andere wässerige, neutrale oder alkalische Flüssigkeiten zu mischen. Sowohl im Öl als in der wässerigen Flüssigkeit ist eine Reihe für die Dermatologie wertvoller Arzneistoffe löslich, welche dann in der Mischung von Grundmasse, Öl, Kalkwasser zur feinsten Zerteilung kommen. Auf diese Weise ließe sich eine große Anzahl dermatologisch wertvoller Zubereitungen herstellen, welche vielleicht ihren therapeutischen Zweck besser als die Salben und Vasolimente erfüllen würden. Ich werde die Herren Ärzte unserer dermatologischen Abteilung dafür interessieren, diesbezügliche Versuche am Krankenmaterial anstellen zu lassen, worüber ich später berichten will.

Als Grundmasse diente mir eine Zubereitung von 20 Teilen Öl, 5 Teilen gereinigter Ölsäure und 2 Teilen Liq. Kal. carbonici. Diese Grundmasse wird nach Bedarf mit 23 Teilen Öl gemischt und dann mit 50 Teilen Kalkwasser kräftig geschüttelt. Vor dem Mischen wird je nachdem im Öl oder im Kalkwasser der gewählte Arzneistoff gelöst. Als im Öl lösliche bzw. zerteilbare Arzneistoffe kommen hier in Frage: Anthrasol, Kampfer, Epicarin, Jodthion, Menthol, Naphthol, Mitigal, Naphthalin, Thymol, Pix liquida, Ol. Rusci, Ol. Cadinum, Styrax, Bals. Peruvian., Chrysarobin, Lenigallol.

Als im Wasser lösliche und zur Hautbehandlung geeignete Arzneistoffe sind zu nennen: Ichthyol, Kal. jodat., Borax, Chloramin, Pyrogallol, Resorcin, Liquor carbonis deterg., Formalin, Chinosol, Sagrotan, Trypaflavin, Liquor Plumbi subacetici, Solut. Vleminckx, in Wasser zerteilbar Lenicet, Anästhesin.

Zu diesen Linimentzubereitungen ist stets ein Öl zu verwenden, das mit Benzoeharz konserviert wurde. Als Vorschrift hierfür möchte ich die dem neuen Arzneibuche für Adeps benzoatus entnommene empfehlen, bestehend aus Öl 100 Teilen, Benzoeharz 2 Teilen und Natrium sulfuric. sicc. 6 Teilen. Benzoeharz und Natrium sulfuric. sicc. werden im Mörser zerrieben und das Öl mit diesem Pulver im Dampfbade digeriert. Es solle mich freuen, wenn auf obige Weise eine Anzahl pharmazeutischer Zubereitungen für die Apothekenrezeptur neu gewonnen werden könnte.

Hinweise auf neuere Bearbeitungen.

Brieger: Pharm. Ztg **1926**, 1166.
Runge: Pharm. Ztg **1926**, 1366.
Eschenbrenner, H.: Pharm. Ztg **1927**, 37; **1927**, 1554.

Vasolimente.

Die Vasolimente gehören in die gleiche Gruppe wie die Linimente; sie stellen fett-seifenartige Zubereitungen dar, in welche gewisse Arzneistoffe inkorporiert werden. Die Vasolimente sind den Vasogenen nachgebildet, konnten aber nicht immer deren Güte erreichen. Der Grund hierfür ist darin zu suchen, daß erstens die Vasogene oxydierte Vaselinöle sein sollen, und daß zweitens die Vorschriften zur Bereitung der Vasolimente scheinbar nicht so gut als wie bei den Vasogenen ausgearbeitet sind.

Um nur einige dieser Punkte herauszugreifen, so ist darauf hinzuweisen, daß der Liquor Ammon. caust. spirit., der bekanntlich ein wesentlicher Bestandteil des Vasolimentes ist, als 10proz. Ware im Handel nicht zu erlangen ist. Wenn also die Vasolimentmischung mit viel schwächerem Liquor bereitet wird, so erhält man ein anderes Endprodukt als mit 10proz. Ware. Ebenso dürfte es nicht gleichgültig erscheinen, jede beliebige Ölsäure zu verwenden. Ein eigenes Kapitel bildet schließlich die Herstellung des Jodvasolimentes.

Zunächst wurde von mir untersucht, wieviel 10proz. Ammoniaklösung die für 100 g Vasoliment vorschriftsmäßige Menge von 30 g Ölsäure zur Neutralisation erfordert. Es wurden dazu in alkoholischer Lösung 18,7 g 10proz. Ammoniaklösung (Lackmuspapier als Indikator) benötigt. Die Vorschrift schreibt nur 10 g Ammoniaklösung vor, so daß in allen Fällen ein großer Überschuß von Ölsäure besteht.

Um den vorschriftsmäßigen Gehalt an Ammoniak im Vasolimente zu gewährleisten, versuchte ich den Liqu. Ammon. caust. spirit. ex tempore herzustellen, indem ich in einen Fraktionskolben 3,5 g Ammoniumchlorid, 10 g Glyzerin, 10 g Weingeist und schließlich 5 g pulverisierten Ätzkalk gab, den Kolbeninhalt vorsichtig erhitzte und das entwickelte Gas und den Alkoholdampf in eine Flasche leitete, welche ein Gemisch von 30 g Ölsäure und 60 g Paraffin. liquid. enthielt. Die so gewonnenen Präparate blieben nicht klar.

Ich suchte nun nach einem anderen einfachen Verfahren, das ich nun in folgender Vorschrift in Vorschlag bringe: Man mischt in einer Flasche 30 g gereinigte Ölsäure mit 60 g gelbem Vaselinöl, gibt dann absoluten Alkohol, und zwar 10 g minus derjenigen Menge Liquor Ammon. caustic. aquos. **25 proz.** spez. Gew. 0,910 hinzu, daß in dieser zugesetzten Menge 1 g NH_3 enthalten ist. Diese Menge ist schnell zu ermitteln, indem man 1 g des 25 proz. Liquor in 70 ccm N-Salzsäure genau einwiegt und den Säureüberfluß mit N-Lauge zurücktitriert. Der Verbrauch von

N-HCl ist mit 0,01703 zu multiplizieren und für 1 g NH₃ die Menge 25 proz. Liquor zu berechnen und zuzusetzen.

Das so bereitete Vasoliment war blank und blieb auch während der Beobachtungsdauer klar.

Um festzustellen, ob ein Zusatz von 10 proz. Liquor notwendig ist oder ob ein solcher von 5 proz. oder gar von 2,5 proz. Ammoniakgehalt genügt, wurden derartige Vasolimente bereitet und bei Zimmertemperatur und im Eisschrank aufbewahrt. Während sich das 2,5- und 5 proz. Liquor enthaltende Vasoliment trübte, blieb das einen 10 proz. Liquor enthaltende Vasoliment klar. Es empfiehlt sich daher, nach obiger Vorschrift zu arbeiten und außerdem statt flüssiges Paraffinöl gelbes Vaselinöl zu verwenden.

Gelegentlich der Untersuchungen konnte ich ferner beobachten, daß eine aus Sesamöl selbst abgeschiedene Ölsäure ein vollkommen klar bleibendes Vasoliment zeitigt, daß aber der Zusatz von handelsüblicher gereinigter Ölsäure eine geringe Abscheidung, ein Zusatz von Stearinsäure zur Ölsäure einen bedeutenden Niederschlag gibt. Es scheinen demnach die höheren Fettsäuren eine in Paraffin. liquid. weniger lösliche Ammoniakseife zu geben als die reine Ölsäure.

Bei der Herstellung von Vasolimenten sind zwei Punkte zu berücksichtigen; nämlich die Benutzung reiner Ölsäuren und dann eines vorschriftsmäßigen Liquors von 10% Ammoniakgehalt. In Nr. 11 der Apothekerzeitung, Jahrgang 1925[1], ist eine Vorschrift für das Jodvasoliment veröffentlicht. Diese soll nach den privaten Mitteilungen des Herrn Kollegen Dr. Brenner † München, gut sein.

Zum Schlusse dieses Kapitels möchte ich nochmals darauf hinweisen — was ich beim Kapitel „Liniment" bereits erwähnt habe —, daß der Zusatz von Paraffin. liquid. bzw. von Vaselinöl zu Arzneizubereitungen therapeutisch nicht immer einwandfrei zu bezeichnen ist.

X. Salben.

Salben sind uralte Heilmittelzubereitungen; hat man doch in den ältesten Zeiten schon in jedem Haushalt seine sogenannte Haussalbe gekannt und geschätzt. Die Haussalben wurden mit den

---

[1] 100,0 Jod werden mit 300,0 Ölsäure fein verrieben, dann eine Mischung von Spiritus 96% und Liq. Ammon. caust. **0,910** gleiche Teile zugesetzt. Die rein schwarze Verreibung färbt sich auf Zusatz von Ammoniak fast augenblicklich braunrot. Zum Schlusse wird mit Vaselinöl auf 1000,0 ergänzt. W. W.

frischesten, besten Zutaten hergestellt und haben meistens ihren Zweck erfüllt. Die alten Hausrezepte geraten immer mehr in Vergessenheit, seitdem man in Apotheken vorrätige Salbenzubereitungen und -spezialitäten für alle möglichen Körperschäden um billiges Geld haben kann.

Früher hat der Apotheker für diese Zwecke von Fall zu Fall mit Verständnis und Liebe den Kunden eine Salbe frisch zusammengemischt; heute greift er nach einem seiner vorrätigen Salbentöpfe, verabreicht davon eine Portion und glaubt damit seine Kunden befriedigt zu haben. Nicht vergessen darf ferner werden, daß eine Anzahl von Kassenordinationen in Salbenform zu Hanpverkaufpreisen abgegeben werden muß und daß diese vom Apotheker wieder vorrätig gehalten werden. So kommt es, daß verschiedentlich der Apothekenrevisor — nicht zu seiner Freude — außer den Arzneibuchsalben nicht nur eine größere Anzahl Salbenmischungen auf Vorrat, sondern davon auch große Vorratsmengen in Apotheken vorfindet, obwohl der Apotheker sich bei Salben, die er auf Vorrat bereitet, jedesmal gewissenhaft die Frage vorlegen sollte: darf ich diese Zubereitung vorrätig halten oder nicht?

In Kollegenkreisen herrscht fast allgemein die Ansicht, daß für äußerliche Zwecke diese Frage des Vorrätighaltens nicht oder nicht so wichtig ist. Für eine gesunde Haut erscheint sie allerdings nicht so wichtig, um so mehr ist sie aber in der Tat bei einer kranken Haut von Bedeutung, wie wir nachfolgend hören werden. Leider besitzt der Apotheker und oft auch der Arzt nicht die notwendigen Kenntnisse, um ermessen zu können, wie für diesen oder jenen Fall die Salbengrundlage u. a. m. beschaffen sein müßte. Der Arzt ist bei Mißerfolgen mit den Salben oft geneigt, die Schuld auf den ungeeigneten Arzneistoff zu schieben, während umgekehrt hierfür die unzweckmäßig gewählte Salbengrundlage verantwortlich gemacht werden muß. Der Apotheker glaubt nur im Sinne einer schnellen Abwicklung des Geschäftes die Warenabgabe einstellen zu sollen und berücksichtigt hier meist nicht den so wichtigen therapeutischen Effekt, der in der Salbentherapie bei der Empfindlichkeit der kranken Haut eine sehr große Rolle spielt.

Daß eine frisch bereitete Salbe sich wesentlich unterscheidet von einer alten abgelagerten Zubereitung, darüber weiß der Apotheker gut Bescheid zu geben und kann sich sofort überzeugen, wenn er die alten Salbenvorräte durchmustert und nur mit dem Geruchssinn eine Prüfung vornimmt. In der eigentlichen Dermatologie gerade kommt es auf frische Arzneimischungen an, und ist hier für den Arzt die Hilfskraft eines verständigen Apothekers unentbehrlich, das muß sich der Apotheker wohl merken! Es wird dem aufmerksamen Beobachter nicht entgangen sein, daß heute mehr als vor Jahren eine viel größere Anzahl von Salben in Spezialitätenform in den Handel kommt. Früher haben noch die Fabrikanten mit der Herausgabe von Salbenzubereitungen mehr oder weniger gezögert, da sie Beanstandungen fürchteten und um ihr Renommee besorgt waren. Heute verstehen sie meist die Klippe der Zuverlässigkeit in der Wirkung und der Haltbarkeit geschickt zu umgehen, und Ärzte — selbst Dermatologen — greifen nicht selten zu diesen Salbenspezialitäten. Also wieder ein Stück der Rezeptur schwindet dahin! Wenn man unter den Vorschlägen zum deutschen Arzneibuch 6 von Apothekerseite lesen konnte, daß unsere beste, idealste Salbengrundlage — das Schweinefett — bei der Herstellung von Salben des Arzneibuches ganz verschwinden und dafür Vaselin oder Vaselin mit Lanolin verwendet werden sollte, so muß vollends das Erstaunen steigen. Das Gegenteil gerade müßte sein!

Aus den vorstehenden Verhältnissen ist zu schließen, daß in Apothekerkreisen eine gewisse Unerfahrenheit auf diesem Gebiete herrscht. Es scheint daher nicht unangebracht zu sein, die Frage einmal zu erörtern: Was hat der Apotheker über Salbengrundlagen und Salbenbereitung zu wissen?

Bevor ich auf dieses Thema näher eingehe, will ich das Gutachten unseres bekannten Münchener Dermatologen Herrn Geheimrat Univ.-Prof. Dr. von Zumbusch· vorausschicken, der mir die Erlaubnis zu dessen Veröffentlichung gegeben hat, wofür ich ihm auch hier meinen Dank ausspreche.

„Es ist selbstverständlich, daß in den Wust von Salben und Salbengrundlagen einigermaßen Ordnung gebracht werden muß, und die Zahl möglichst verringert werden soll. Die Zahl der fertigen Salben ist viel zu groß, die Apotheken werden damit unnötig belastet, die Salben zum großen Teil sehr selten verwendet. Sie dienen schließlich nur, um eine recht schnelle, bequeme und billige Kassenordination zu erleichtern. Wie wichtig die Frage der Salbengrundlagen speziell für den Dermatologen ist, weiß jeder, der sich noch mit Grauen der Kriegszeit erinnert, zu der dem Arzte die Krankenbehandlung durch die verschiedenen Salbenersatzmittel völlig verleidet wurde, da sie von Mißerfolg zu Mißerfolg führte. Derartige Präparate, wie sie damals in Gebrauch standen, sind auf alle Fälle von der Zulassung in den Apotheken auszuschließen, nur allerschwerste Not rechtfertigte den Gebrauch. Der Heilwirkung müssen alle anderen Fragen, wie Preis, Haltbarkeit, evtl. Leichtigkeit der Verarbeitung untergeordnet werden. Letztere dürfen nur insoweit berücksichtigt werden, als es ohne Schaden der Heilwirkung geschehen kann.

Bei den Salben ist vor allem zu unterscheiden, ob sie a) lediglich decken sollen, b) Träger einer wirksamen Substanz sind, die eine Wunde beeinflussen soll, c) Träger einer wirksamen Substanz sind, die durch die gesunde

Haut in die Tiefe wirken soll; endlich d) ob sie kranke Haut günstig beeinflussen sollen. Im letzten Fall muß wieder unterschieden werden, ob es sich
um eine Hautkrankheit handelt, bei der die Haut nicht reizbarer ist als in
normalem Zustande oder wo Hautreize sogar erwünscht sind, oder aber,
ob die Haut gegen jeden Reiz überempfindlich ist und schon eine weniger
geeignete Salbengrundlage Schaden stiftet, wie beim Ekzem, der häufigsten
Hautkrankheit. Es kommt also in ärztlicher Beziehung in Betracht: 1. die
Konsistenz und Einreibbarkeit, 2. die Reizlosigkeit, 3. die Resorptionsfähigkeit, 4. die Löslichkeit der Salbe im Wasser allein, ohne Zuhilfenahme von
Seife oder Alkohol."

Um diese Begriffe „Reizlosigkeit, Resorption" dem Verständnis einigermaßen näherzubringen, so muß auf den anatomischen Bau und die notwendigsten physiologischen, chemischen
Vorgänge der Haut kurz eingegangen werden. Es soll deshalb
versucht werden, darüber folgende Erläuterungen folgen zu lassen,
die ich den Werken von Truttwin[1] und Meyer-Gottlieb[2]
entnommen habe.

„Die Haut besteht aus zwei Schichten, einer obersten dünnen, schwer-
verletzlichen, trockenen, gefäßlosen Epithelzellschicht — Epidermis oder
Oberhaut — und einer tieferen, dicken, feuchten, mit viel Blut- und Lymph-
gefäßen, Nerven und Muskeln durchsetzten Bindegewebsfaserschicht —
Corium oder Lederhaut und subkutanes Binde- und Fettgewebe."

„Die Epidermis besteht nur aus Zellen. Diese gehen durch immer sich
wiederholende Teilung aus der ursprünglichen zelligen Körperhülle, dem
Ektoblast, hervor. Die unterste Epidermiszelllage stellt eine einfache Schicht
höherer, unten gerade aber etwas ausgezackter Zellen dar, die fest mit der
Oberfläche des Coriums verbunden sind (Keimschicht). Von dieser Keimschicht aus wächst die Epidermis dauernd nach oben. Nur in ihr geht Zell-
teilung vor sich. Die äußerste Epidermisschicht blättert als Hornschicht ab."

„Das Corium ist im Gegensatze zur Epidermis fast rein faserig. Man unterscheidet gewöhnliche Bindegewebsfasern, elastische Fasern und Gitterfasern."
„Die Nerven der Haut sind zum Teil Gefühlsnerven (sensible Nerven, aus
den hinteren Wurzeln des Rückenmarks stammend), zum Teil sympathische
für die Blutgefäße, für die Sekretion der Schweißdrüsen, für Haarfollikel
und Haarpapille und Bewegungsnerven für die Muskeln." „Die Blutgefäße
der Haut sind in drei Etagen geordnet, zwischen denen senkrechte Ver-
bindungsäste auf- und absteigen." „An der Epidermis hängen Haare und
Schweißdrüsen in das Corium hinab, verschieden dicht an den verschiedenen
Hautstellen." „Die Schweißdrüsen stellen lange, in die Lederhaut hinab-
reichende Schläuche dar, die in dicht gewundene Knäuel ausgehen. Diese
Schlauchknäuel sind die absondernden Teile der Schweißdrüse." „Die Ent-
stehung der Haare ist der interessanteste aller Bildungsvorgänge in der
menschlichen Haut. Das Haar ist ein langspindeliges Gebilde. Bei den Haa-
ren liegen zwei wichtige Organe, die Talgdrüse und manchmal die Haar-
scheibe" (Truttwin).

„Nach den Untersuchungen von Heads besteht eine segmentär begrenzte,
reflektorische Sympathie zwischen inneren Organen und Hautoberfläche;
ein Gegenreiz muß daher nicht nur von innen nach außen, sondern auch von

---

[1] Truttwin: Handbuch der kosmetischen Chemie, Verlag von J. A.
Barth, Leipzig.
[2] Meyer-Gottlieb: Experimentelle Pharmakologie.

außen nach innen wirken. Die die äußere Haut rötenden und entzündungs-
erregenden Mittel (Derivantia) leiten daher nicht ab von den entzündeten
Organen, sondern sie leiten Blut zu ihnen hin und begünstigen unter Umständen dadurch ihre Heilung" (Meyer-Gottlieb).

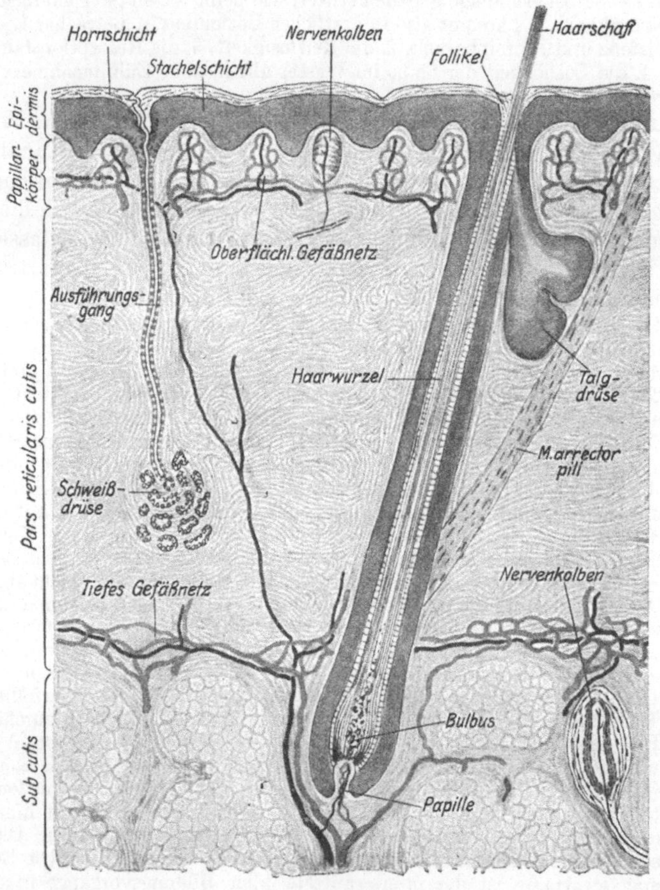

Abb. 8*.

Nach vorstehenden Erläuterungen über Anatomie der Haut
soll zunächst das Thema „Reizlosigkeit" behandelt werden. Die
oberste Bedingung für Güte einer guten, zweckmäßigen Salbengrundlage muß deren Reizlosigkeit sein. Leider wird diese Forde-

---

* Aus Rost: Hautkrankheiten. Berlin, Julius Springer 1926.

rung häufig nicht erfüllt. Jeder Apotheker wird sich einen kleinen Begriff von Reizbarkeit einer Salbengrundlage machen können, wenn er an die Kriegsjahre zurückdenkt und sich zurückerinnern will an den Jammer unserer Dermatologen, denen alle möglichen Salbenmischungen von nach Petroleum riechenden Vaselinölen mit Ceresin vorgesetzt wurden bzw. wir gezwungen waren, diese vorzusetzen, und diese Salbenmischungen vergleicht mit den Salbengrundlagen vor dem Kriege und mit den jetzigen, guten Vaselinen, Wollfetten usw. Leider haben sich noch eine Anzahl solcher schlechter Zubereitungen unter den verschiedensten Namen — darunter deutsche Vaseline — in die Nachkriegszeit mit herüber erhalten, die vom Apotheker heute strikte abgelehnt werden müssen. Man denke bei jeder Salbenbereitung mit Vaselin daran, wieviel Unheil man damit verursachen kann, wenn die betreffende Salbe auf eine für Reize so empfindliche Ekzemhaut kommt. Nirgends ist das Verständnis und die Zuverlässigkeit des Apothekers notwendiger als gerade hier bei der Ekzembehandlung.

Wenn ich nun auf das Thema „Resorption" eingehe, so muß zunächst hier unterschieden werden, ob eine gesunde oder kranke Haut zu behandeln ist.

„Die gesunde Haut mit unversehrtem Epithel resorbiert im allgemeinen die wasserlöslichen, perkutan angewendeten Mittel nicht. Ist dagegen die Hautoberfläche beschädigt, so tritt sehr rasch eine Resorption ein. Die physiologische Einfettung der Haut läßt es nicht zu, daß das Wasser die Haut richtig benetzt. Eine Benetzung ist aber notwendig, wenn die Medikamente die Haut passieren sollen" (Oskar Sprinz).

Ein anderer Autor, Ernst Freund, schreibt:

„Mit guten Methoden (Plethysmograph, Fleischer) war Aufnahme von Wasser nicht nachzuweisen, ebensowenig die von Salzen in wässeriger Lösung (Jodkali, salizylsaures Natron)."

„Die Wirkungsweise des Wassers auf die Haut ist eine chemische und eine physikalische: Es löst die auf der Haut ausgeschiedenen Stoffe, vor allem Salze, einen Teil der Fettsäuren und Eiweißkörper aus dem Schweiß. Bei genügend lange andauerndem Kontakte des Wassers mit der Haut wirkt es auf die Hornsubstanz und die übrigen Proteine der Haut quellend, insbesondere dann, wenn es warm appliziert wird" (Paschkis).

„Kaltes Wasser wirkt gefäßverengend, es kommt zu einer Verminderung der Abscheidung der Hautsekrete, die Haut wird straff und fest. Lauwarmes Wasser bewirkt eine Verminderung des Hautstoffwechsels. Heißes Wasser wirkt gefäßerweiternd, die Schweißabsonderung erhöhend, bei fortgesetztem Gebrauch erschlaffend" (R. Hauschka).

Wieder ein anderer Autor „Winternitz" schreibt:

„Indifferente, nichtlipoidlösliche Stoffe, wie die meisten neutralen Salze, dringen nicht merklich durch die Epidermis hindurch, es sei denn, daß sie mechanisch in die mit lebendigem Epithel versehenen Talgdrüsen der Haut gelangen oder daß die Epidermis durch anhaltende Quellung in feuchter

Wärme (langdauernde warme Bäder, Kataplasmen) wesentlich gelockert
wird. Vorangehende Entfettung der Haut durch Behandeln mit Äther,
Alkohol oder Chloroform erleichtert das Eindringen der Salze" (Meyer-
Gottlieb).

„Das übereinstimmende Urteil lautet, wie wir nun gehört haben,
daß die gesunde Haut keine, auch keine giftigen Mittel resorbiert;
nur ätzende schädigen die Hautdecke und ermöglichen dann die
Aufnahme. Es gibt aber wieder einige Ausnahmen: Arzneistoffe
wie Chrysarobin, Naphthol, Pyrogallol, Resorzin, wenn sie auf
größere Flächen appliziert werden, können Vergiftungserschei-
nungen hervorrufen" (Oskar Sprinz).

„Auch die Salizylsäure kann von der Haut aus resorbiert werden, aber nicht deren Salze. Karbolsäure besitzt nur ein sehr
geringes Durchdringungsvermögen. Die intakte Haut ist auch für
verdampfende Stoffe, wie Jod, Quecksilber, permeabel. Bei der
Einreibung der grauen Salbe wird die Resorption durch die Haut
nicht nur durch den mechanischen Akt des Reibens, sondern auch
durch die vermehrte Blutzufuhr, die sich aus der Einreibung ergibt, begünstigt" (Oskar Sprinz).

„Reibt man Jodkali-Eucerin ein, so läßt sich das resorbierte
Jodkalium durchschnittlich nach drei Stunden als Jod im Harn
nachweisen. Die Ausscheidung des Jods aus dem Organismus
dauert nach Applikation von 10 g der 10proz. Salbe bis 36 Stunden.
Die kleinste Dosis, welche noch eine positive Reaktion abgibt,
beträgt für die 10proz. Jodkalisalbe 2,5 g. Das Studium der Aufnahme verschiedenartiger Arzneistoffe in fettigen Vehikeln ergibt,
daß die Aufnahme der Hauptsache nach durch die Talgdrüsen
stattfindet; auch die Marksubstanz der Haare nimmt deutlich
Anteil. Gänseschmalz besitzt mit die höchste Penetrationskraft.
Der Teil des Follikels, der unterhalb des Drüsenganges liegt,
resorbiert nur noch sehr wenig" (Oskar Sprinz).

„Beim Aufbringen eines Medikamentes auf die Haut findet
vor der physiologischen Absorption eine physikalische Fixation
statt, indem die Hornhaut das Mittel adsorbiert."

„Durch die biochemischen Forschungen Unnas sind die älteren
Arbeiten über Resorption, die sich meist damit begnügten, die
resorbierte Substanz im Harn oder Speichel nachzuweisen, zum
guten Teil überholt. Früher sah man die Haut als einfache Diffu-
sionsmembran an" (Oskar Sprinz).

Nachdem wir bisher nur von den nichtlipoidlöslichen Stoffen
gehört haben, so ist die nächste Frage: Wie werden die lipoidlöslichen Stoffe von der Haut resorbiert?

„Fast alle flüchtigen, lipoidlöslichen Stoffe rufen sensible Reize
und Rötung der Haut hervor, sie durchdringen leicht die Fett-

schicht der Haut und gelangen dann an die sensiblen Endapparate in und unter der Epidermis" (Meyer-Gottlieb).

„Als derartige Hautreizmittel wirken Kohlensäure in den sogenannten Kohlensäurebädern, 20—40proz. Alkohol, Chloroform, Terpentinöl, die Balsamika, Kampfer, Arnika, Essigsäure, Ameisensäure, Ammoniak, verdünnte Alkalien, alkalihaltige Seifen, Schwefelalkalien" (Meyer-Gottlieb).

„Nach Filehne, der in der Durchtränkung der Epidermis mit Cholesterinfetten den Grund für den Schutz gegen Wassereindringen sieht, werden nur die lipoidlöslichen Substanzen aufgenommen (Schwefel, Sublimat, Bleiazetat, Jod, Eisenchlorid, Eisensulfat, die auch durch eine mit Lanolin getränkte Membran gehen), während Kochsalz, Kaliumchlorid, Jodkali, Eisenkarbonat, Arsen, Ungt. cinereum nicht aufgenommen werden. Auch nach Schwenkenbecher sind lipoidlösliche Stoffe von der Haut resorbierbar" (Ernst Freund).

Hierher gehören auch die Fette und Wachse.

„Fette und Wachse haben die Fähigkeit, in die oberen Schichten der Epidermis einzudringen. In welcher Weise dies geschieht, ob es bloß ein mechanisches Eindringen, eine Kapillaritätserscheinung ist oder als Aufnahme durch die Hautsubstanz in der Art einer kolloidalen Lösung in den Keratinen der Epithelzellen gedacht werden muß, ist allerdings noch dahingestellt, jedenfalls wird aber die Haut dadurch aufgehellt, weich, geschmeidig, verliert eine etwa vorhandene abnorme Spannung, erhält Glanz und frisches Aussehen. Diese Aufnahmefähigkeit geht nach manchen Autoren aber noch weiter, insofern als äußerlich applizierte Fette durch die Haarfollikel auch in die tieferen Hautschichten, das Corium und die Fetthaut eindringen und durch die Lymphbahnen in das Blut gelangen sollen" (Adolf Jolles).

„Auch bezüglich der Schnelligkeit der Aufnahme zumindest in die äußeren Epidermisschichten zeichnet sich das Wollfett ganz besonders aus. Dies dürfte wohl darauf zurückzuführen sein, daß dieses ebenso wie das Eigenfett der Hornschicht einen hohen Gehalt an Cholesterinalkoholen besitzt, da ja von vornherein angenommen werden muß, daß die Haut für das Fett, welches in der Zusammensetzung ihrem Eigenfett am nächsten kommt, das größte Resorptionsvermögen besitzt. Die mineralischen Fette und Wachse hingegen, die in anderer Beziehung, nämlich was die Beständigkeit betrifft, gewiß große Vorzüge gegenüber den tierischen und pflanzlichen Fetten und Ölen besitzen, zeigen als sozusagen gänzlich körperfremde Substanzen eine weitaus geringere Resorbierbarkeit" (Adolf Jolles).

„Der Umstand, daß die Fette und Wachse in die Haut eindringen, ohne selbst chemisch auf sie zu wirken oder physikalisch eine
Reizwirkung zu äußern, macht sie zusammen damit, daß durch
geeignete Mischung von festen und flüssigen Repräsentanten der
Klasse jeder gewünschte Grad der Viskosität und Schmierfähigkeit erzielbar ist und daß sie leicht wieder entfernt werden können,
als Vehikel für Substanzen, die chemisch auf die Haut einwirken
sollen, besonders wertvoll, so daß sie wohl die wichtigsten und am
häufigsten verwendeten Salbengrundlagen darstellen" (Adolf
Jolles).

„Aus Salben werden lipoidunlösliche Stoffe (Salze usw.) demnach nur dann von der Haut resorbiert, wenn sie gründlich in die
Haut eingerieben, nicht nur aufgestrichen werden. Die Beschaffenheit der Salbengrundlage — ob Fett, Wollfett oder Vaselin — ist
auch von Einfluß auf die Resorption der darin enthaltenen medikamentösen Stoffe; doch lassen sich allgemeine Regeln darüber
nicht aufstellen" (Meyer-Gottlieb).

Und damit kommen wir zur Besprechung der einzelnen Salbengrundlagen. Ich lasse jeweils zuerst das Gutachten von Herrn
Geh.-Rat von Zumbusch folgen; die notwendigen Ausführungen
meinerseits schließen sich an.

1. „Adeps suillus ist unstreitig heute wie ehedem die souveräne, absolut unentbehrliche Salbengrundlage. Sie schmiert sich am besten, ist absolut reizlos, relativ leicht abwaschbar mit Seife und wird von den allermeisten Ekzemhäuten vertragen, es nimmt alle Arzneimittel gut in sich auf.
Wenn der Preis nicht zu stark erhöht wird, so wäre allerdings wegen der
Haltbarkeit Adeps benzoatus vorzuziehen. Gleichwertig sind nur die teureren
Mischungen von Wachs oder Spermacet mit Ölen, z. B. Ungt. leniens"
(Prof. von Zumbusch).

Diese Ausführungen von Herrn Prof. von Zumbusch dürften
genügen, um die Kollegen ganz zu überzeugen, daß in der Dermatologie Schweinefett unentbehrlich ist und daß Schweinefett als
Salbengrundlage auch wieder mehr im Handverkauf (als Adeps
benzoatus) eingeführt zu werden verdient. Kann ja der Apotheker
diese bessere Salbengrundlage ausgedehnt in Anwendung bringen,
während der Spezialitätenfabrikant dies nicht kann und hierin
entschieden im Nachteil ist. Das beste Schweinefett erhält man
bekanntlich durch Auslassen von sogenanntem Lendenfett, eine
Erfahrung, die wir alten Apotheker schon in der Lehre gelernt
haben. Die Schweinefette amerikanischen oder dänischen Ursprungs sind mit Vorsicht zu verwenden.

2. „Adeps Lanae ist unentbehrlich für alle Salben, die wässerige Flüssigkeiten enthalten; muß aber immer mit anderen Fetten gemischt werden,
da es sonst wegen seiner zähen Konsistenz nicht brauchbar ist. In Salben,

welche kein Wasser enthalten, ist Adeps Lanae überflüssig, die Salben werden leicht unangenehm pappig. Es reizt die Haut bei Ekzem in der Regel nicht" (Prof. von Zumbusch).

Die letzten zwei Arzneibuchausgaben lassen Lanolin mit Zusatz von Paraffin. liquid. und Wasser, das Arzneibuch IV mit Ol. Olivar. und Wasser herstellen. Von diesen Vorschriften erscheint mir unstreitig die letztere das bessere Präparat zu geben, besonders dann, wenn statt Ol. Olivar. Ol. Olivar. benzoat. verwendet wird. Der Paraffinum-liquid.-Zusatz könnte in manchen Fällen reizend wirken.

Empfehlen möchte ich für gewisse Zwecke Mischungen von Adeps Lanae und Schleimen aus Quitten, Carragheen. Diese sogenannten kosmetischen Handsalben müssen, da sich leicht Schimmel ansetzt, Borsäure, Oxybenzoësäuremethylester oder Glyzerin als Konservierungsmittel zugesetzt erhalten. Ferner konnte ich beobachten, daß in diesen Schleimen frisch gefällte Niederschläge wie Hydr. praecipit., Bismut. subgallic., Bismut. subnitric., frisch präzipitierter Schwefel ungemein fein zerteilt bleiben — ohne auszuflocken — und sich hernach unvergleichlich feiner mit Lanolin und Vaselin verarbeiten lassen.

An dieser Stelle ist ein zweites Wollfettpräparat zu erwähnen, das Eucerin.

Eucerin ist bekanntlich ein Gemisch von aus Wollfett gewonnenen wasserbindenden Alkoholen und reinem Vaselin. Es nimmt mit Leichtigkeit über 200 % Wasser und wässerige Lösungen auf und bildet damit dauernd haltbare, homogene Mischungen. Er ist daher das geeignetste Vehikel für flüssige Arzneistoffe und Arzneistofflösungen wie Liq. Alumin. acet., Hydrogen. peroxydat., Glyzerin usw. Eucerin mit Wasser dringt infolge seiner gleichzeitig fettigen und wässerigen Beschaffenheit ohne jedes Hindernis in die Haut ein. Es eignet sich daher vorzüglich als Salbengrundlage für Salben, welche mit unlöslichen pulverförmigen Arzneistoffen zu einer Tiefenwirkung gelangen sollen. Leider enthält das Eucerin als Fettgrundlage das oft wenig zur Hautbehandlung geeignete Vaselin. Näheres hierüber ist zu lesen: Karl Ebert-Fähr, Apoth.-Ztg 1909, und Prof. Unna-Hamburg, Med. Klinik 1907, Nr 42 u. 43.

3. „Vaselin album et flavum sind in ihrer Verwendbarkeit ganz gleich. Das weiße Vaselin ist vielleicht von angenehmerer Konsistenz und sieht besser aus. Es riecht in der Regel auch weniger nach Petroleum und ist vielleicht reizloser, obwohl es gelbe amerikanische Vaselinpräparate gibt, die von tadelloser Beschaffenheit sind."

„Vaselin ist ausgedehnt verwendbar, nur nicht gegen Ekzem (außer in der Zinkpasta, die mit Vaselin [bestem!] gut brauchbar ist) und nicht für Salben, die z. B. am behaarten Kopfe appliziert werden, denn es ist sehr schlecht zu entfernen, weil es sich mit Seifenwasser nicht löst. Dies ist auch ein Nachteil bei Salben, die sich die Leute einreiben, ohne daß ein Schutzverband darüber kommt, weil es dann aus der Wäsche kaum zu entfernen ist. Vaselin hat auch wenig erweichende Kraft auf Schuppen, Krusten u. dgl." (Prof. von Zumbusch).

Die ausgedehnte Verwendung von Vaselin, die wir heute beobachten können, zu fast allen Salben dürfte geradezu bedenklich erscheinen. Arzt und Apotheker sind sich scheinbar über Unzweckmäßigkeit dieser Verwendung nicht im klaren. Wenn die Fabrikanten bei der Herstellung ihrer Salbenspezialitäten gezwungen sind, wegen längerer Haltbarkeit fast ausschließlich Vaselin zu benutzen, so ist dies verständlich. Der Apotheker aber kann, da er seine Salben für den gegebenen Fall oder auf kurze Zeit auf Vorrat anfertigt, die für alle Fälle reizlosere und deshalb bessere Salbengrundlage wählen. Durch diesen Umstand ist er dem Fabrikanten in der Qualität der Ware im Vorteil; er muß nur diesen Vorteil ausnutzen wollen.

4. „Ungt. Paraffini ist mit Abstand die schlechteste Salbengrundlage, sie reizt und schmiert sich schlecht. Man kann sie belassen für Salben, welche in Masse verwendet werden und nicht viel kosten sollen, bei Gelegenheiten, bei denen es nicht so auf die Qualität ankommt (Verbände auf ausgedehnten Verbrennungen usw.). Es hat einen Vorteil in Fällen mit starker Sekretion von Serum, Eiter usw., nämlich daß sie sich, zumal im Sommer, nicht wie Schweinefett zersetzt" (Prof. von Zumbusch).

Es ist erfreulich, daß diese unzweckmäßige Salbengrundlage nun aus dem deutschen Arzneibuche verschwunden ist. Dieses Faktum dürfte wohl dem Einflusse des Herrn Prof. von Zumbusch zuzuschreiben sein. Es ist zu hoffen, daß jetzt auch die Ungt. Paraffini bei den Handverkaufssalben, wie Borsalbe, in der sie vielfach angetroffen wird, ausgeschaltet wird.

5. „Ungt. Diachylon, nach dem deutschen Arzneibuch bereitet, ist gegenüber der österreichischen Vorschrift ungemein minderwertig" (Prof. von Zumbusch).

Ungt. Diachylon wird als erweichende Salbe bei Schuppen, Krusten, Borken usw., ferner bei der Ekzembehandlung mit Vorliebe benutzt. Diachylonsalbe wird nach dem Arzneibuch 5 und 6 mit Vaselin bereitet. Nach dem Urteil von Prof. von Zumbusch vermag Vaselin, der fettige Bestandteil der Diachylonsalbe, die Krusten nicht zu lösen, außerdem ist ja Vaselin bei jeder Ekzembehandlung verpönt. Die jetzige Arzneibuchvorschrift gestattet dem Dermatologen die Salbe nicht mehr zu genannten Zwecken zu verwenden. Man schlage seinen Hautärzten vor, künftig Empl. Lithargyri mit Olivenöl zu ordinieren. Die österreichische Vorschrift von Ungt. Diachylon (jetzt Ungt. Plumbi oxydati) Ph. VIII (1906) lautet: Bleioxyd 20,0, Sesamöl und Schweinefett je 40,0 werden bei mäßigem Feuer unter stetem Umrühren und zeitweisem Zusatz von etwas Wasser so lange gekocht, bis das Bleioxyd vollkommen verseift und das Wasser verdampft ist.

6. „Ungt. Glycerini ist in ganz bestimmten Fällen das Mittel der Wahl z. B. bei Salben für den behaarten Kopf, besonders bei Frauen, da sie sich leicht abwaschen läßt" (Prof. von Zumbusch).

Nachdem Ungt. Glycerini eine 75% Glyzerin enthaltende Salbe darstellt, so sei auf die Schäden hingewiesen, die bei einer so hohen Glyzerinkonzentration entstehen können. Ich entnehme diese Angaben wieder dem hier öfters zitierten Werke „Truttwin".

„Glyzerin kann in hoher Konzentration auch bei äußerlichem Gebrauche Reizerscheinungen seitens der Haut erzeugen. Wasserfreies Glyzerin ist für alle Schleimhäute und die äußere Haut ein ätzendes Gift, das Entzündungen und Absterben des Gewebes verursachen kann. Aber selbst das mit 12—16% Wasser verdünnte Glyzerin kann auf Wunden oder Schleimhäuten Reizerscheinungen bedingen. Bei Einspritzungen unter die Haut oder in die Gebärmutter kann es zur Auflösung der roten Blutkörperchen, Nierenentzündung usw. kommen" (C. Bachem).

Mag die Reizwirkung der Glyzerinsalbe infolge der schleimigen Beschaffenheit der Salbe abgemildert werden, so ist sicher deren Indikationsgebiet als beschränkt zu nennen. Das Anwendungsgebiet dürfte bei der nachfolgenden Physiolsalbe A um so größer sein, die gleichfalls wie die Glyzerinsalbe eine fettlose Salbengrundlage darstellt.

7. Physiolsalbe. Aus dem Prospekt entnehme ich folgende Angaben: Physiol ist hauptsächlich das Produkt chemisch vorbehandelter Polyosen. Es ist ein Mischkolloid. Es reagiert mit Lakmus neutral, ist sehr quellungsfähig, resorbiert und emulgiert, wie die Seifen, den Schweiß, den Hauttalg, das Eiter und die Wundzerfallprodukte. Es ist geruch- und geschmacklos, milchig weiß, absolut reizlos, steril und haltbar. Es fettet nicht und haftet auf der Haut sehr gut. Bei 100° C ist es wiederholt sterilisierbar ohne Änderung der Masse. Physiol hat eine drei- bis zehnfach größere Schmierfläche als die fettigen Salbengrundlagen. Es ist mit Wasser jederzeit leicht abwaschbar. Physiol enthält die wasserlöslichen Arzneien in molekular disperser und ionisierter Form. Solche Medikamente sind in ihm also viel wirksamer als in den Fett- und Wachssalben. Physiol wirkt auf die Haut angenehm kühlend und auf die Wunden auch schmerzstillend ein. Es genügt meistens ein leichtes Auftragen, da die Kolloidsalbe sodann teils in die Poren hineindiffundiert, teils an der Oberfläche als eine zarte Schutzhaut in einigen Minuten trocken wird. Die Kolloidsalbe „Physiol" ist die künstliche Nachahmung des arteigenen Schleimes ohne dessen unästhetische Nachteile; sie ist die natürlichste und unschädlichste Salbengrundlage. Außer dem Physiol (A) sind im Handel Physiol B mit 30% und Physiol C mit 50% Lanol. P.

(Physiol wird fabriziert von den Polydin-Werken G. m. b. H., Kolloidchemische Fabrik in Staab bei Pilsen). Das Präparat wurde auch versuchsweise in unserer Hautklinik angewendet. Es wurde mit Verwendung von Physiol eine bessere Resorption von Arzneistoffen als mit anderen Salbengrundlagen beobachtet (speziell bei Schwefel).

Nach meinen Untersuchungen dürfte das Physiol (A) ein besonders präparierter, dicker Carragheenschleim sein, der alle genannten, selbst die sterilen und haltbaren Eigenschaften besitzt. Der große Vorzug des Präparates dürfte darin bestehen, daß Physiol die verschiedensten Arzneistoffe in molekular disperser Zerteilung aufnimmt; es muß deshalb unter den fettlosen Salbengrundlagen am höchsten bewertet werden. Eine größere Verwendung in der Hauttherapie hat Physiol bisher nicht erlangt; es dürfte wahrscheinlich noch zu wenig bekannt sein.

Damit komme ich noch auf ein sehr wichtiges Gebiet der Salbentherapie, auf die „Disperse Zerteilung der Arzneistoffe in den Salben" zu sprechen. Es ist klar, daß unter den gegebenen anatomischen Verhältnissen der Haut je feiner die Arzneistoffe zerteilt sind, sie um so leichter mit dem Fett in die Haut eindringen und zur Wirkung kommen können. Wir haben zu unterscheiden: 1. Arzneistoffe, die in Fetten löslich sind. 2. Arzneistoffe, die in Wasser, Glyzerin oder in einer Mischung von Wasser, Glyzerin und Alkohol löslich und als Lösung mit der geeigneten Salbenmasse zu mischen sind. 3. Arzneistoffe, die mittels Schleimlösungen dispers verteilt und dann mit geeigneten Fetten gemischt werden. 4. Arzneistoffe, die in Alkohol, Äther, Chloroform zuerst gelöst, dann mit den Fettstoffen gemischt und schließlich das Lösungsmittel auf dem Wasserbade abgedunstet wird. 5. Arzneistoffe, die frisch gefällt werden, in dieser feinsten Zerteilung baldigst noch feucht zuerst mit Lanolin und dann mit anderen Fetten verarbeitet werden, und zum Schlusse 6. Arzneistoffe, welche unlöslich sind, und nur durch mechanische Verreibung mit oder ohne Dreiwalzenmühlen möglichst fein verteilt werden, wie Kieselsäure, Zinkoxyd, Kaolin.

Als in Fetten lösliche bzw. zerteilbare Arzneistoffe für die Hautbehandlung sind zu nennen: Anthrasol, Kampfer, Epikarin, Jodthion, Menthol, Naphthol, Mitigal, Naphthalin, Thymol, Pix liquida, Ol. Rusci, Ol. cadinum, Styrax, Bals. peruvianum, Chrysarobin, Lenigallol, Cycloform. Wenn Arzneistoffe in den Fettstoffen ganz löslich sind, wie z. B. Kampfer, sind sie durch Wärme darin zu lösen und nicht nur fein zu zerteilen.

Wässerige oder in Wasser lösliche, zur Hautbehandlung geeignete Arzneistoffe sind: Ichthyol, Kal. jodat, Borax, Chloramin, Pyrogallol, Resorcin, Liquor Carbonis deterg., Formalin, Chinosol, Sagrotan, Trypaflavin, Liq. Plumbi subacetici, Solut. Vlemingkx, Protargol, Argent. nitric., Pankreaspulver, Hamamelisextrakt. Als sehr beliebte Salben aus dieser Gruppe gelten die Ichthyolsalbe (als Frostbeulensalbe), die sogenannte Schwarzsalbe mit 1% $AgNO_3$, 5% Perubalsam (als Wundsalbe) und die Hamamelissalbe (als Hämorrhoidensalbe).

Pellidol muß zuerst in Chloroform gelöst und dann erst mit dem Fette gemischt werden (granulierende Salbe). In feinster Zerteilung müssen alle fällbaren Arzneistoffe in feuchtem Zustande, bevor eine gröbere Körnung eingetreten ist, verarbeitet werden. Z. B. Bismut. subgallic. (bei Verbrennungen, Vorsicht wegen Wismutvergiftungen!), Hydrarg. praecip. alb., Hydrarg. flav., präzipitierter Schwefel. Verwendet man hier zum Zerteilen Schleim- oder Leimstofflösungen, so wirken diese als Schutzkolloide. Erwähnen möchte ich noch, daß das Auswaschen aller dieser Niederschläge sehr rasch und bequem mittels des Gutbierschen Schnelldialysators (Bezugsquelle: Mineralchemie A.-G., Oeslau bei Coburg) vollzogen werden kann. Zum Zerreiben von Zinkoxyd, Kieselgur, Bolus u. dergl. m. muß man eine Mühle (am besten eine Dreiwalzenmühle) besitzen, die einen tadellosen Feinheitsgrad der Materialien bewirkt. Die bekannte Zinkpasta ist nur auf diesem Wege einwandfrei zu erhalten.

Beim Thema „Zinkpasta" soll darauf hingewiesen werden, daß Vaselin selbst in der Zinkpasta des deutschen Arzneibuches noch oft reizend wirken kann. Nach Beobachtungen in unserer Klinik sind die Wundränder von Fisteln, die stets reichlich seröse Flüssigkeiten abscheiden, so empfindlich, daß sie Zinkpasta zum Schutze gegen diesen Ausfluß nicht vertragen. In diesen Fällen hat eine Salbenmischung ohne Vaselinzusatz vollen Erfolg erzielt. Die betreffende Vorschrift lautet: Zinc. oxydat. 54,0, Talcum 4,0, Adeps Lanae 32,0, Ol. Jecoris benzoat. 10,0.

Viel zu wenig Beachtung in der Pharmazie finden die sogenannten Kühlsalben. Diese sollen daher hier etwas eingehender besprochen werden. In dem Werke „Handbuch der kosmetischen Chemie" schreibt Eugen Unna:

„Schon die alten Römer kannten die bekannte Vorschrift aus Wachs, Mandelöl und Rosenwasser, unsere Unguentum leniens. Von Frankreich kam dann eine andere Vorschrift, bestehend aus Wachs, Öl und Bleiessig. Unna zeigte aber erst, daß in diesen Salben nicht das Wachs der wesentliche Bestandteil sei, sondern das Wasser, das bei seiner Verdunstung die Haut abkühlt, und

schuf damit den Begriff der „Kühlsalbe". Kühlsalben sind in
anderen Ländern als in Deutschland viel gebräuchlicher. Es gibt
Dermatologen, die in ihren Salbenformeln fast nur die Ungt.
leniens kennen. In der Tat ist die abkühlende Wirkung des Wassers das beste Korrigens für diejenige reizende Einwirkung, welche
Fette häufig auf empfindliche Haut, besonders des Gesichtes, ausüben. Unna hat ferner Wasserpasten eingeführt, die noch einen
größeren Wert besitzen. Solche Kühlpastenrezepte nach Unna
lauten:

Magnes. carbonica	2,5	Magnesia carbonic.	2,5	Ol. Lini	20,0
Aquae	5,0	Liq. Alum. acet.	5,0	Aq. Calcis	20,0
Vaselin	5,0	Eucerin	5,0	Zinc. oxydat.	30,0
				Calc. carbonic.	30,0."

Sollte die Paste III nicht haltbar sein, so ist 5% Adeps Lanae
hinzuzufügen.

„Letztere Pasta Zinci mollis wirkt bei allen jenen Zuständen,
wo durch unzweckmäßige Maßnahmen eine leichte Entzündung
der Haut plötzlich in starkem Grade verschlimmert wurde, besser
als die allgemein gebräuchlichen Umschläge mit essigsaurer Tonerde oder Bleiwasser und rascher als Puder oder Eisbeutel. Diese
Pasta lindert die Schmerzen, beseitigt die Röte und Schwellung
— kurz, der gequälte Patient erhält augenblicklich Ruhe. Bedingung ist hierbei, daß das zur Verdunstung kommende Wasser
in ein leicht bewegliches fettiges Vehikel eingeschlossen ist, um
die Verdunstung so wenig wie möglich zu behindern. Eine aus
Wollfett bereitete Kühlsalbe wird daher eine sehr geringe Kühlwirkung ausüben, da das Wollfett das einverleibte Wasser zu fest
hält und nur wenig Wasser abgeben wird" (Eugen Unna).

Um alle tierischen Fette, fetten Öle, Wachsarten vor dem
Ranzigwerden möglichst zu schützen, kann ich die von Kollegen
Runge-Hamburg warm empfohlene Benzoeharzbehandlung bestens befürworten. Ich werde künftig in meinem Betriebe alle
diese Fette, die zur Herstellung von Salben gebraucht werden, mit
Benzoeharz (nicht mit Benzoesäure) behandeln lassen. Der vom
Arzneibuch zur Entwässerung noch vorgeschriebene Zusatz „Natr.
sulfuric. sicc." erscheint in jeder Hinsicht als zweckmäßig.

Wenn ich das vorliegende Kapitel wieder kurz zusammenfassen
darf, so ist folgendes festzustellen: Das Gebiet der Salbentherapie
ist immer vernachlässigt gewesen, und durch den unheilvollen
Fettmangel während der Kriegsjahre noch mehr vernachlässigt
worden. In Ärztekreisen — Dermatologen ausgenommen — und
noch mehr in Apothekerkreisen herrscht ein viel zu geringes Verständnis für die Bedeutung der verschiedenen Salbengrundlagen

bei Hautbehandlungen. Das muß anders werden, wenn dem Patienten gedient werden soll.

Zur Behandlung einer gesunden Haut (z. B. in der Kosmetik oder zum Einreiben) ist eine andere Salbengrundlage zu wählen als zur Verarztung einer kranken Haut (Wund- und Ekzembehandlung). Die erste Bedingung für Güte einer Salbengrundlage ist ihre Reizlosigkeit. Als reizlose Salbengrundlagen haben zu gelten: frisches gutes Schweinefett, bestgereinigtes Lanolin, nicht ranzige Wachssalben, Diachylonsalbe mit Ol. benzoat. bereitet, Physiolsalben. Als hautreizende Salbengrundlagen sind anzusprechen: Vaselin, ganz besonders Ungt. Paraffin. Ob in den verschiedenen Vaselinesorten die ungenügende Beseitigung der Verunreinigungen (Petroleum usw.) oder der Bleich- oder chemischen Reinigungsmittel die Veranlassung zu Beanstandungen gibt, oder ob nur die körperfremde Salbenbasis Schuld daran hat, diese Fragen sind nicht immer einwandfrei zu beantworten. Im allgemeinen muß die Ansicht maßgebend sein, daß die körperfremden Fette, wozu Vaselin und Paraffin gehören, in vielen Fällen auf der menschlichen Haut nicht oder weniger gut vertragen werden als die körpereigenen Fette, Schweinefett, Wollfett. Der Arzt hat sich bei der Salbentherapie stets gewissenhaft nicht nur die Frage vorzulegen, welche Arzneistoffe habe ich im vorliegenden Falle bei der Behandlung zu wählen, sondern noch wichtiger erscheint oft die Frage, welche zweckdienliche Salbengrundlage habe ich hierbei gleichzeitig zu ordinieren. Mit Ordinationen von Vaselin sei der Arzt doppelt vorsichtig. Verfährt der Arzt in dieser Weise, so werden die Mißerfolge, die bei der Wund- und Ekzembehandlung so häufig erlebt werden, künftig zum Nutzen der Patienten weniger werden. Der Apotheker mache seine Ärzte mit diesen Tatsachen bekannt, sofern diese nicht genügend hierüber unterrichtet sein sollten.

Ranzige Fette gelten ganz allgemein als Hautreizmittel. Um diese vor Ranzigwerden möglichst lange zu bewahren, behandle der Apotheker alle tierischen Fette, Pflanzenöle und Wachsarten nach dem Vorschlage von Kollege Runge-Hamburg mit Benzoeharz. Die damit bereiteten Salben sind viel länger haltbar. Das Vorrätighalten von Salben schränke der Apotheker möglichst ein und frage sich stets gewissenhaft, ob dieses möglich und zweckmäßig ist. Eine frische Salbe ist in der Salbentherapie soviel wert als eine frische Butter bei der Ernährung. Der Apotheker ist gegenüber dem Spezialitätenfabrikanten im Vorteil, da er stets die Salben frisch und mit reizlosen Salbengrundlagen herstellen kann, während der Fabrikant wegen der langen Dauer der Aufbewahrung seiner Präparate nur Vaselin oder Vaselin mit Lanolin wählen muß. Das merke sich der Apotheker wohl! und mache reichlich bei Handverkaufszubereitungen von den reizlosen Salbengrundlagen Gebrauch. Das Publikum wird diese Vorzüge zu würdigen wissen.

Bei der Salbentherapie ist noch ein zweiter wichtiger Punkt zu berücksichtigen, die Resorptionsfähigkeit. Auch dieses Kapitel wurde vom Apotheker bisher vernachlässigt.

Es kann zwar nicht behauptet werden, daß das Kapitel „Haut-Resorption" wissenschaftlich ergründet ist; im Gegenteil, hier ist noch viel wissenschaftliche Arbeit zu leisten. Man weiß, daß gesunde Haut alle lipoidlöslichen Stoffe resorbiert, nicht aber die nichtlipoidlöslichen Stoffe, daß mittels tierischer Fette die Resorption von Arzneistoffen begünstigt wird. Je feiner die disperse Zerteilung eines Arzneistoffes ist, desto besser muß sich die Resorption und dadurch wieder der therapeutische Erfolg gestalten. Die Zerteilung eines Arzneistoffes muß vom Apotheker durch Lösen der Arzneistoffe in den Fetten selbst, im Wasser, Verteilen derselben mit Alkohol, Äther, Chloroform oder durch Schleim- oder Leimstofflösungen und durch darauffolgendes Mischen mit den Fettstoffen bewerkstelligt werden. Wenn eine Lösung nicht möglich ist, sorge der Apotheker für feinste disperse Zerteilung oder mechanische Verreibung entweder dadurch, daß er frisch-gefällte Präparate noch feucht verarbeitet (Hydr. praec. alb., Hydr. flav., Bismut. subgallic., Bismut. subnitr., frisch gefällter Schwefel usw.) oder sofern auch dieses nicht möglich ist, daß er die Stoffe in Dreiwalzenmühlen feinst verreibt (Kieselgur, ZnO, Bolus usw.). Unter diesen Gesichtspunkten werden die Salben in der Rezeptur wieder geschätzte Zubereitungen werden und die Salbenspezialitäten mit ihren Vaselinzusätzen verschwinden müssen.

Aber nicht nur in der Rezeptur, sondern auch im Handverkauf befolge der Apotheker die hier niedergelegten Lehren, indem er nicht nur mit Vaselin bereitete Salben, sondern gegebenenfalls mit reizlosen Salbengrundlagen hergestellte Zubereitungen dem Kunden empfiehlt und abgibt, z. B. Borsalbe und Zinkpasta statt mit Vaselin (unter keinen Umständen mit Ungt. Paraffini herstellen!) mit Adeps benzoat. oder Lanolinschleim. Die Vorzüge der Kühl-pasten sind so groß, daß sie im Handverkauf weitgehend Verwendung finden sollten. Schließlich gewöhne sich der Apotheker an, dem Kunden bei Abgabe einer Salbe stets eine Gebrauchs-anweisung zu geben. Die Salben sind mit einem sauberen Holzspan auf die kranke Stelle dick oder dünn zu streichen, mit mehreren

Lagen Mull zu bedecken und zu verbinden. Ein dichter Abschluß mit Guttapercha oder Gummibatist ist ganz unzweckmäßig. Der Salbenverband muß gewöhnlich im Tage einmal bei septischen Wunden öfters erneuert werden. Die Kühlsalben sind, so oft es notwendig erscheint, zu applizieren.

Bei Ekzemen unterlasse der Apotheker jede Empfehlung von Arzneianwendung, es ist dies für den Dermatologen selbst ein sehr schwieriges Gebiet; überhaupt versäume man nicht, stets darauf hinzuweisen, daß, falls keine Besserung eintritt, ein erfahrener Arzt zuzuziehen ist.

Auf dem Gebiete „Kosmetik“, wofür vom großen Publikum immer Geld ausgegeben wird, muß der Apotheker viel mehr als bisher sich betätigen.

Hinweise auf neuere Bearbeitungen.

Unna: Dtsch. med. Wschr. **1926**, Nr 5.
Schmatolla, O.: Südd. Apoth. Ztg **1927**, Nr 72.
Eschenbrenner, H.: Pharm. Ztg **1927**, 55/56.
Rosenthaler: Pharm. Ztg **1928**, 1480.

XI. Stuhlzäpfchen.

Die Darreichung von Arzneistoffen rektal als Stuhlzäpfchen ist eine alte Medikation und von vielen Ärzten mit Vorliebe angewandt worden. In neuerer Zeit scheint diese Arzneiform ärztlicherseits sogar beliebter zu werden; ob von Dauer, dies hängt, wie wir später hören werden, zum Teil auch von des Apothekers Geschicklichkeit ab. Um die Bedeutung der Arzneidarreichung per rectum voll zu verstehen, müssen wir zunächst wissen, in welcher Weise und auf welchem Blutwege bei Benutzung von Suppositorien die Wirkung der therapeutisch wichtigen Arzneistoffe zustandekommt.

Bekanntlich kann der Mensch, wenn der Magen-Darmtraktus durch eine nötig gewordene Magen- oder Darmoperation versagt oder ein Darmverschluß vorliegt, durch das Rektum eine Zeitlang ernährt werden. Außer den weniger empfehlenswerten Nährklistieren findet heute das Tropfklistier ausgedehnte Anwendung. Es wird nämlich mittels eines hochreichenden Gummiklistierrohrs ständig in den Mastdarm durch eine sichtbare Tropfvorrichtung eine Traubenzuckerlösung oder ein zweckmäßiges Nährklistier zugeführt. Diese Lösungen werden von den Schleimhäuten des Mastdarms teilweise oder ganz resorbiert. Dem Apotheker ist wohl bekannt, daß gleichwie diese Nährstoffe auch Arzneistoffe vom

Rektum aus in die Blutbahn übergeführt werden; daß aber die Wirkung von Arzneistoffen und selbst von Giften auf dem Wege durch den Mastdarm eine schnellere und stärkere sein kann als durch den Magen-Darmtraktus, davon werden die wenigsten Kollegen unterrichtet sein.

Wie kommt das?

„Es werden nämlich alle Arzneistoffe bei der Durchwanderung durch den Magen mittels des venösen Blutstroms zunächst zur Leber und dann erst allmählich in den großen Kreislauf gebracht. Beim Passieren durch die Leber werden die meisten Arzneistoffe zerlegt, Gifte abgeschwächt, teils durch chemische Veränderung (Paarung mit Schwefelsäure), teils auch durch Adsorption" (Meyer und Gottlieb).

Dieser Zerlegung durch die Leber hingegen unterliegen Arzneistoffe, welche vom Mastdarm resorbiert werden, nicht, weil sie dann diese nicht zu passieren haben. Diese Tatsache ist für die Medikation von gewissen Arzneistoffen von größter Bedeutung. Der Verlauf des Säftestromes vom Mastdarm aus ist nämlich folgender: „Der Mastdarm wird vom Plexus haemorrhoidalis versorgt, von dessen mittleren Teilen die Venen in die Vena hypogastrica und somit unmittelbar in den großen Kreislauf führen" (Meyer und Gottlieb).

Kommen also labile Arzneistoffe vom Mastdarm aus zur Anwendung, so ist von hier aus die Wirkung immer eine sichere, vorausgesetzt, daß die Arzneistoffe in einer resorptionsfähigen Form dargeboten werden. Und dafür hat der Apotheker zu sorgen oder, richtiger gesagt, mit dem Arzte zu sorgen, daß die Resorption vonstatten geht. Bevor ich hier weiterfahre, soll zunächst das Thema „Resorption" etwas näher zu beleuchten versucht werden.

Im Werke von Meyer und Gottlieb[1] ist hierüber zu lesen:

„Die Darmschleimhaut resorbiert außer den lipoidlöslichen auch alle lipoidunlöslichen, in Wasser gelösten Stoffe. Die dabei wirkenden Triebkräfte sind nur zum Teil, wenn auch zum größten Teil, bekannt: Diffusion und Osmose einerseits, Filtrationsdruck andererseits. Der letztere scheint von untergeordneter Bedeutung zu sein und wird teils durch den Druck der Darmmuskeln, teils durch die pumpende Wirkung der Zottenmuskulatur geleistet. Verengung der Darmgefäße mindert, Erweiterung steigert die Resorption. Ganz allgemein läßt sich sagen, daß lipoidlösliche Stoffe unvergleichlich viel leichter und schneller resorbiert werden als lipoidunlösliche und im großen und ganzen um so leichter, je größer ihre Lipoidlöslichkeit ist. Hörber hat es durch sinnreiche Versuche sehr wahrscheinlich gemacht,

---

[1] Die experimentelle Pharmakologie von Dr. Meyer und Dr. Gottlieb. Verlag Urban & Schwarzenberg, Berlin-Wien.

daß die lipoidunlöslichen Stoffe nur zwischen den Darmzellen hindurch d. h. interzellular, die lipoidlöslichen aber auch durch die Zellen selbst intrazellar resorbiert werden.

Bei den lipoidunlöslichen Stoffen, den anorganischen und organischen Salzen, den Zuckern, Amidosäuren usw. geht die Resorptionsgeschwindigkeit ihrer physikalischen Diffusionsgeschwindigkeit im allgemeinen parallel."

Die Nutzanwendung aus dem vorstehenden lautet: Wird Vorsorge getroffen, daß die Resorption erhöht wird, so kann man mit einer besseren und schnelleren Arzneiwirkung rechnen. Wie verhalten sich in dieser Hinsicht nun die Präparate, „Kakaobutter, Suppositol, Gelatineglyzerinmasse", die wir gewöhnlich zur Herstellung von Stuhlzäpfchen benutzen? Soweit wir oberflächlich beurteilen können, müssen diese Stoffe vom Rektum aus schwer resorbierbar sein. Ein solches Verhalten ist wenigstens daraus zu schließen, daß bei rektaler Behandlung gewöhnlich die doppelte Menge des Arzneistoffes als bei Darreichung des gleichen Arzneistoffes per os verwendet wird.

Um hierüber Klarheit zu gewinnen, habe ich mit Methylenblau folgende Eigenversuche angestellt. Bekanntlich ist Methylenblau, per os eingenommen, nach relativ kurzer Zeit im Harne durch seine Farbe nachweisbar. In einem Vorversuche konnte das gleiche auch bei rektaler Applikation festgestellt werden, mit dem Unterschiede, daß die Dosis von Methylenblau um die Hälfte, also von 0,1 auf 0,05 g vermindert werden mußte, da 0,1 g einen solchen Tenesmus hervorrief, daß ein Halten im Mastdarm unmöglich war.

Zu den nachfolgenden Versuchen wurde je 0,05 g Methylenblau

a) mit 2 g physiologischer Kochsalzlösung mittels einer Darmspritze appliziert,

b) mit 2 g Kakaobutter ohne Zusatz eines Lösungsmittels vermischt und ein Stuhlzäpfchen geformt,

c) mit 2 g der bekannten Glyzeringelatinemasse eine Suppositorium bereitet.

Das Ergebnis dieser Eigenversuche ist in nachfolgender Tabelle zu ersehen. Spuren von Methylenblau wurden durch Ausschütteln des Harnes mit disperser Kieselsäure erkannt. Nach zweitägigem Stehen des Harnes tritt auch bei kleinsten Mengen Methylenblau nachträglich, scheinbar durch Reduktionsvorgänge, die Blaufärbung auf.

Die Versuche haben ergeben, daß Methylenblau, rektal verabreicht, unter den verschiedenen Versuchsbedingungen nicht gleich schnell resorbiert wird, und daß die Ausscheidung von Methylenblau im Harne eine verschiedene in der Intensität und in der Dauer war. Mit Sicherheit ging hervor, daß die Resorption von Methylenblau schneller erfolgte, wenn ein Lösungsmittel zu-

gegen war. Ich möchte daher dringend empfehlen, die Arznei-
stoffe bei der Applikation per rectum nicht bloß trocken mit
Kakaobutter zu mischen oder anzureiben, sondern diese tunlichst
in Lösung zu bringen oder doch mit einem geeigneten
Lösungsmittel feinst zu zerteilen, bevor die Mischung mit
Kakaobutter erfolgt. Als geeignetes Lösungsmittel soll hier die
Mischung von Glyzerin, Alkohol, Wasser (3:1:6) in Vorschlag ge-
bracht werden, da nach den Untersuchungen von Budde (s.Apoth.-
Ztg 1926) in Kakaobutter bei Gegenwart von Wasser allein eine

Nachweis nach einer Beobachtungsdauer von	Versuche mit je 0,05 g Methylenblau		
	a) 2,0 phys. Kochsalzlösung	b) 2,0 Ol. Cacao	c) 2,0 Gelatine-glyzerinmasse
$^1/_4$ Std.	0		
$^1/_2$ „	wenig		Spur deutlich
1 „	sehr gut	ganz schwach	gut
2 „		bläulich	gut
3 „		sehr gut	gut
5 „	sehr gut	weniger gut	gut
6 „	sehr gut	sehr gut	weniger gut
8 „	weniger	weniger gut	weniger gut
10 „	weniger	sehr gut	weniger gut
über Nacht	wieder etwas mehr	fast frei	weniger gut
2. Tag 8 Uhr	deutlich	deutlich	weniger gut
3 „	Spur	Spur	deutlich
8 „	Spur	0	deutlich
Nachts	Spur	0	Spur
3. Tag 8 Uhr	Spur		Spur
6 „	0		
8 „	0		Spur
Nachts			0
4. Tag 8 Uhr			0

reichliche Vermehrung von Bakterien und dadurch eine Ge-
fährdung der wirksamen Substanz eintreten kann. Pflanzenpulver müssen vor dem Mischen mit Kakaobutter vorsichtig und
zweckmäßig extrahiert werden und dann erst nach der Extraktion
und dem Eintrocknen zu Stuhlzäpfchen verarbeitet werden. Dies
gilt ganz besonders bei Digitalispulver, wie ich das beim Kapitel
„Digitaliszubereitungen" bemerkt habe (s. S. 129). Es empfiehlt
sich, den Darmschleimhäuten die Arbeit abzunehmen, aus dem
Digitalispulver erst die Digitalisglykoside herauszuholen. Der
Arzt wird derartige Anregungen, in sachlicher Form vorgetragen,
dankbarst entgegennehmen.

Bei obigen Eigenversuchen konnte nach der Defäkation (nach
6 Stunden) die Beobachtung gemacht werden, daß Kakaobutter

größtenteils noch vorhanden und vollständig frei von Methylenblau war. Während nach der Defäkation beim Gelatineglyzerinsuppositorium nur geringe, grünlich bis bläulich gefärbte, beim Versuche mit Kakaobutter etwas mehr gefärbte Schleimklumpen vorzufinden waren, zeigte der Stuhl beim Versuche a), mit physiologischer Kochsalzlösung, größere Stücke abgestoßener Haut. Diese starke Reizwirkung mit Methylenblau veranlaßte mich, die Versuche als nicht ganz harmlos einzustellen und die noch geplanten Versuche in dieser Richtung zu unterlassen.

Bei der rektalen Arzneibehandlung müssen Bleibeklistiere von etwa 30—50 ccm Flüssigkeit, die stets mit einem Schleime, wie Salep- oder Gummischleime, und einem Zusatze von kleinen Mengen Alkohol und je 6 Tropfen Tinct. Opii spl. pro Einzeldosis herzustellen sind, als zweckmäßigste Medikation vorangestellt werden, da hier die Resorption der angewandten Arzneistoffe am schnellsten von statten geht. Dann dürften als nächstgünstige Arzneiform in dieser Gruppe die Gelatineglyzerinzäpfchen folgen und schließlich die Kakaozäpfchen, letztere mit der Bedingung, daß vor dem Mischen mit der Kakaobutter die Arzneistoffe tunlichst gelöst oder in einer Flüssigkeit feinst zerteilt werden. Von Versuchen, die Arzneistoffe in einem schleimigen Vehikel zu verteilen und dann, einerseits in einer Zinntube mit Klistierrohr, andererseits in sogenannten Capsulis operculatis, zu dispensieren, stand ich wieder ab. Bei den Capsulis operculatis erweichte die Gelatinehülle, bei der Zinntubenfüllung konnte die Dosierung nicht genügend genau reguliert werden.

Nach vorstehenden Mitteilungen steht fest: Die Arzneidarreichung vom Rektum aus zeigt gewisse Vorteile und ist der oralen Medikation in manchen Fällen vorzuziehen. Die Arzneistoffe werden bei rektaler Applikation weniger zerlegt, weil sie in diesem Falle nicht in die Leber gelangen und deshalb dort nicht gespalten werden können.

Die rektale Applikation von Arzneistoffen muß weitgehend dahin verbessert werden, daß den Darmschleimhäuten die Arzneistoffe tunlichst in Lösung oder in disperser Zerteilung dargeboten werden. Damit ergibt sich von selbst, daß die Stuhlzäpfchen möglichst frisch sein müssen. Erst dann kann die rektale Applikation von Arzneistoffen den ihr gebührenden Platz in der Krankenbehandlung einnehmen. Dem Apotheker steht die Aufgabe zu, dafür zu sorgen, daß diese Bedingungen erfüllt sind.

Hinweise auf neuere Bearbeitungen.

Budde, Th.: Apoth.-Ztg **1926**, Nr 99.
Eschenbrenner, H.: Pharm. Ztg **1927**, 469.
Hartmann: Ref. Pharm. Ztg **1927**, 1050.

XII. Digitaliszubereitungen.

Wohl keine Gruppe von Arzneimitteln hat eine so wichtige therapeutische Bedeutung erlangt, als gerade die Herzmittel und darunter wieder die Digitalismittel. Hängt doch von einem zuverlässig wirkenden Digitalispräparate oft das Leben eines Menschen ab. Ich erinnere nur an die Fälle von Pneumonie, bei welchen die Digitalistherapie über die sogenannte Krisis hinüberhelfen muß, oder an die Fälle schwerster Operationen, nach welchen infolge starker Blutverluste durch Kampfer in Verbindung mit Digitalis die Herztätigkeit immer wieder aufgepeitscht werden muß u. dgl. m.

Wenn das Arzneibuch den größten Wert auf die Güte und Zuverlässigkeit einer Digitalisdroge legt, so fehlt in dem löblichen Bestreben der Arzneibuchkommission noch etwas, und zwar der Schlußstein, der allein vom praktischen Apotheker gesetzt werden muß, und der da lautet: **Die mit dem standardisierten Digitalispulver hergestellten Zubereitungen vollwertig anzufertigen und diese in möglichst haltbarer Form dem Patienten zuzuführen.** Was nützen sonst alle Bemühungen der Arzneibuchkommission in dieser Sache, wenn der Apotheker versagen sollte, was vereinzelt vorkommt, wie ich aus eigenen Beobachtungen bestätigen kann, indem er konzentrierte Digitalisinfuse vorrätig hält, indem er Digitalisinfuse über offener Flamme einkochen läßt, den Auszug heiß durch Filtrierpapier filtriert u. dgl. m.

Der Zweck dieser Zeilen ist, die Fachgenossen aufzuklären, wie sie beim Arbeiten mit der Digitalisdroge zu verfahren haben.

Bekanntlich sind die therapeutisch wirksamen Stoffe in der Digitalisdroge die Digitalisglykoside. Von diesen werden heute hauptsächlich genannt das Digitoxin „Schmiedeberg", das Digitalein und das Gitalin „Kraft". Das Digitoxin ist in Wasser sehr schwer löslich, dagegen in Alkohol leichter löslich. Das Digitalein und das Gitalin zeichnen sich durch leichtere Löslichkeit in Wasser aus. Digitoxin ist im Vergleiche mit Gitalin das viel stärkere Herzgift. Wenn man daher mit Digitalispulver einen wässerigen Auszug herstellt, so enthält dieser mehr die milder wirkenden, umgekehrt ein alkoholischer Auszug mehr die giftiger wirkenden Digitalisglykoside. Das ist auch der Grund, weshalb das Digitalisinfus allein den anderen Digitaliszubereitungen vorgezogen wird.

Die Digitalisglykoside besitzen die Eigenschaft, beim Erhitzen

mit Wasser zu gerinnen, in einen dispersoiden Zustand überzu-
gehen, der aber bei allmählichem Erkalten der Flüssigkeit re-
versibel ist. Diese wichtigen Zustandsänderungen sind die Ursache, weshalb ein Digitalisinfus größere Verluste an Digitalis-
glykosiden aufweisen kann. Werden nämlich die Digitalisinfuse
heiß koliert oder gar filtriert — was in der Apotheke häufig vorkommt —, so können die geronnenen Glykoside in den Pflanzenzellen oder in den feinen Poren des Filtrierpapiers zurückgehalten
werden. Zu bemerken ist noch, daß in den Stengeln und den Blatt-
rippen ein geringerer Gehalt an Glykosiden als in dem Blatt-
gewebe nachzuweisen ist. Es ist daher zweckmäßig, zu den Zubereitungen nicht ganze oder geschnittene Blattware, sondern
gut gemischtes grobes oder feines Pulver zu verwenden.

Eine höchst unerwünschte Nebenerscheinung beobachtet der
Arzt des öfteren bei der Digitalismedikation, nämlich die kumu-
lative Wirkung der Digitalisglykoside. Hier werden die Glykoside
in den Herzmuskelzellen aufgestapelt, und die zu rasch wieder-
holten Gaben erzeugen dann eine Giftwirkung. Deshalb muß bei
der Digitalisverabreichung stets eine Kontrolle von seiten des
Arztes erfolgen.

Unangenehm können auch bei der Digitalismedikation die
gastrischen Erscheinungen sein. In diesen Fällen tritt bei den
Patienten auch bei den kleinsten Gaben Erbrechen ein. Hier muß
sofort die orale Digitalisverabreichung abgesetzt werden und mit
Vorteil eine solche per rectum oder durch die Blutbahn eintreten.

Nicht minder wichtig für den Apotheker sind die Kenntnisse
über Zersetzlichkeit der Digitalisglykoside. Wenn schon in dem
Digitalispulver, sobald dasselbe einen Feuchtigkeitsgehalt über
5% zeigt, hydrolytische Spaltungen stattfinden können, um so
mehr müssen diese in wässerigen Lösungen zur Wirksamkeit gelangen. Zersetzend wirken hier in der Digitalisdroge die oxy-
dierenden und die glykosidspaltenden Enzyme, wie ich in einer
früheren Arbeit nachweisen konnte (Apoth.-Ztg 1914, Nr 82/84).

Interessant in dieser Frage sind die neueren Mitteilungen des
bekannten Prager Pharmakologen Prof. Wiechowski, der in
der Med. Klinik 1925, Nr 28, schreibt:

„Über die Haltbarkeit der zahlreichen Handelspräparate aus
Digitalisblättern ist wenig oder nichts bekannt bzw. mitgeteilt.
Es hat sich nun ergeben, daß die Gesamtwirksamkeit der Digitalis-
blätter in wässeriger Lösung selbst dann nicht haltbar ist, wenn
die Reaktion neutral gehalten wird und die Temperatur möglichst
niedrig bleibt. Dieser Umstand ist von der größten Wichtigkeit
für die Verwendung von zur subkutanen und intravenösen In-

jektion bestimmten Digitalispräparaten. Diese Lösungen müssen naturgemäß wässerige sein und müssen daher von dem Momente ihrer Herstellung an Wirksamkeit dauernd abnehmen. Im Anfange sinkt die Wirksamkeit schneller, später langsamer und erreicht innerhalb mehrerer Monate etwa die Hälfte des Ausgangswertes, um dann längere Zeit auf diesem niedrigen Niveau zu beharren. Ein leichter zersetzlicher, etwa 50% betragender Anteil der Gesamtwirksamkeit geht also allmählich immer verloren. Damit ist die Gefahr gegeben, daß trotz seinerzeitiger sorgfältiger biologischer Einstellung schließlich dem Arzte minder wirksame Präparate in die Hand kommen. Sollte aber andererseits, dem erwähnten Verhalten Rechnung tragend, die Lösung des Präparates erst nach dem Lagern und Erreichen des nunmehr stabilen, niedrigen Wirkungsgrades biologisch eingestellt und auf diese Weise ein voll wirksames und haltbares Präparat erhalten werden, so haftet ihm der zweifelhafte Mangel an, daß es zwar quantitativ die gesamte Wirksamkeit enthält, aber qualitativ ganz anders zusammengesetzt ist, als es der natürlichen Glykosidorganisation entspricht, da die leichter zersetzbaren Anteile verlorengegangen sind. Während rein wässerige Präparate also nicht haltbar sind und es nicht gelungen ist, sie durch indifferente, mit der Verwendbarkeit zur parenteralen Injektion vereinbarte Maßnahmen zu stabilisieren, gelingt es leicht, Präparate, welche nicht parenteral beigebracht werden, durch Alkoholzusatz haltbar zu machen. Allerdings muß man mindestens 50% Alkohol zusetzen. Ein Zusatz von 25% Alkohol verhindert die fortschreitende Wirksamkeitsabnahme nicht vollständig.“

Vorstehende Mitteilungen dürften einen Einblick in die nicht einfachen Verhältnisse, wie sie in der Digitalisdroge vorherrschen, gewähren. Daß die Wertbestimmung der Digitalisdroge nicht mit chemischen Methoden, sondern nur auf biologischem Wege an Fröschen oder Katzen möglich ist, dürfte allen Kollegen bekannt sein.

Die Kenntnis vorstehender Mitteilungen ist aber zugleich für den Apotheker nötig, damit er bei der Anfertigung der galenischen Digitaliszubereitungen verschiedenes verstehen lernt und bei diesen Arbeiten die nötigen Folgerungen zieht.

Im folgenden Abschnitt soll nun auf die galenischen Digitaliszubereitungen selbst näher eingegangen werden. In Betracht kommen: 1. Digitalispulver, 2. Digitalisinfus, 3. Digitalispillen, 4. Digitalissuppositorien, 5. Digitalisinjektion und 6. Digitalistinktur.

1. Digitalispulver. Aus vorstehendem ersten Abschnitte dürfte klar hervorgehen, daß Digitalispulver nicht vorrätig gehalten werden dürfen, da die Möglichkeit einer Feuchtigkeitszunahme und dadurch eine eintretende Verminderung des Glykosidgehaltes eine zu naheliegende Gefahr ist.

Digitalispulver sind daher mit standardisiertem Pulver von Fall zu Fall frisch anzufertigen.

2. Das **Digitalisinfus** enthält die wirksamen Digitalisglykoside in natürlicher Glykosidorganisation, wenn es zweckmäßig bereitet ist. Man stellt es am besten durch Anfeuchten des standardisierten Pulvers mit kaltem Wasser und durch Übergießen mit heißem Wasser her; läßt dann, ohne weiter zu erhitzen, bis zum völligen Erkalten $^1/_2$ Stunde lang stehen; seiht schließlich durch Mull. Eine Filtration mittels Filtrierpapier ist nicht zulässig. Zwecks Haltbarmachung kann man 10% Spiritus zusetzen. Eine Beigabe eines Sirups zum Infus ist zu vermeiden, weil derartige Zubereitungen oft schleimig werden (Schleimbakterien). Die Infusmenge soll innerhalb 24 Stunden jeweils aufgebraucht sein. Ein kalt durch Perkolation bereitetes Infus, wie ich dessen Darstellung in der Pharm. Ztg 1926, Nr 6, beschrieben habe, zeigt einen höheren Wirkungswert als ein durch das Infundierverfahren hergestelltes Digitalisinfus. Jenes enthält größere Mengen unzersetztes Digitalein und Gitalin.

Bei der Bereitung von Digitalisinfusen ist also längeres Erhitzen und jede Filtration mittels Filtrierpapier zu vermeiden. Ganz verwerflich ist das Vorrätighalten in jeder Form und Konzentration, selbst in für einen Tag ausreichenden Mengen.

Um die Unterschiede in der Bereitungsweise von Digitalisinfusen den Kollegen augenfällig vorzuführen, wiederhole ich hier meine Untersuchungsergebnisse in dieser Richtung.

Wirkungswert von Digitalisinfusen
nach verschiedener Zubereitungsweise

	Giftwert an Temporarien nach dem 1-Stunden-Verfahren von Hale bestimmt
Fol. Digitalis titrata nach dem Perkolationspreßverfahren kalt bereitet	tödliche Dosis in der Verdünnung 1:40
Fol. Digitalis titrata heiß nach dem Arneibuche infundiert und kalt koliert	tödliche Dosis in der Verdünnung 1:30
Fol. Digitalis titrata 5 Minuten infundiert und dann sofort heiß durch Filtrierpapier filtriert	tödliche Dosis in der Verdünnung 1:20

3. Digitalispillen. Es besteht ein direkter Widerspruch, wenn man nach dem Arzneibuche Digitalispulver selbst vor Luftfeuchtigkeit schützen soll, andererseits bei der Zubereitung von Digitalispillen zur Pillenmasse wässerige Flüssigkeiten zu nehmen gezwungen ist. Nach diesen Überlegungen müßte die Digitalispille als ganz unzweckmäßige Medikation verschwinden, wenn es nicht einen Ausweg gäbe, die Digitalispillenmasse mit einem anderen Präparate als Wasser anzustoßen. In der Pharm. Ztg 1926, Nr 14, habe ich bereits mitgeteilt, daß sich Adeps Lanae dazu eignet, wenn auch hier gewisse Einschränkungen zu machen sind. Die Digitalis-Adeps-Lanae-Pille dürfte trotz ihrer verminderten Resorption im Dünndarm heute die zweckmäßigste Digitalispillenmedikation sein, da durch den Fettüberzug das Digitalispulver im Wirkungswerte konstant bleibt, da diese Pillen nie hart werden können, und da sie infolge des Fettgehaltes den Magen, ohne gelöst zu werden, passieren und infolgedessen keine gastrischen Erscheinungen hervorrufen.

Digitalispillen bereite man nie mit Succ. et Pulv. Liquiritiae oder mit Hilfe einer anderen wässerigen Flüssigkeit. Man mache den Arzt auf die rasche Abnahme in der Wertigkeit so verschriebener Pillen aufmerksam. Wenn der Arzt zur Verwendung von Digitalis-Adeps-Lanae-Pillen kein Vertrauen zeigen sollte, so schlage man ihm die Ordination von Digitalispulver vor.

4. Digitalissuppositorien. In all den Fällen, in denen die orale Digitalismedikation nicht durchführbar ist, kommt neben der intravenösen Einspritzung die rektale Applikation in Frage. In medizinischen Fachkreisen wird zur Zeit bei der Digitalistherapie die rektale Anwendung warm befürwortet. Nach Zondek (Klin. Wschr. 1925, Nr 28) steht sie keineswegs hinter der peroralen Therapie zurück. Bei Stauungszuständen im Pfortaderkreislauf ist sie ihr unbedingt weit überlegen. Wenn man berücksichtigt, daß die Resorption vom Darm aus und der Transport dieser gelösten Stoffe mit Ausschluß der Leber, in der stets die durchgreifendsten Zersetzungen und Spaltungen stattfinden, in die große Vena cava superior vor sich geht, so kann man diese Medikation nur gutheißen und sollte sie stets, wenn möglich, den heute übertrieben angewendeten intravenösen Injektionen vorziehen. Über rektale Behandlung habe ich mich bereits bei dem Kapitel „Suppositorien" eingehend verbreitet.

Bei der rektalen Anwendung von Digitalispräparaten müßten gewisse Voraussetzungen gefordert werden. Erstens müßte das

Digitalispräparat wasserlöslich sein, und zweitens müßte es alle wasserlöslichen Glykoside in unzersetzter Form enthalten.

Bisher wurden die Digitalissuppositorien vielfach mit Digitalispulver bereitet, mit Kakaoöl vermengt bzw. in diesem verteilt, den Darmschleimhäuten die Arbeit überlassen, aus diesem Gemische von Digitalispulver und Kakaoöl die wirksamen Glykoside herauszuholen und dann diese zu resorbieren. Diese Arbeit müßte den Darmschleimhäuten abgenommen werden, indem man stets ein wasserlösliches Digitalisprodukt verarbeitet.

Ein solches Präparat erhält man, wenn man nach meinem in der Pharm. Ztg 1926, Nr 6, beschriebenen Perkolationspreßverfahren kalt einen Digitalisauszug herstellt, diesen im Vakuum eintrocknet und mit Dextrin oder guter Glukose den erhaltenen Trockenrückstand auf das ursprünglich verwendete Folia Digitalisgewicht verdünnt. Zweckmäßig erscheint es, das erhaltene Trockenpräparat biologisch zu bewerten und dann mit Dextrin auf Froschdosen einzustellen. Mit dem so verdünnten bzw. standardisierten Digitalistrockenpräparat werden die Stuhlzäpfchen hergestellt mit der Vorsicht, daß beim Ausgießen der Masse das Kakaoöl nicht über 40° erwärmt werden darf.

Noch einfacher gestaltet sich die Darstellung von Digitaliszäpfchen, wenn man dazu die im Handel befindlichen Digitalis-Dispert-Tabletten, die auf 150 Froschdosen eingestellt sind und 0,1 Fol. Digitalis titr. entsprechen, benutzt. Das Digitalis-Dispert ist gleichfalls ein wässeriger Auszug aus Folia Digitalis und unter allen Kautelen zur Trockene gebracht. Ebenso lassen sich Verodigentabletten zum gleichen Zwecke verwenden.

Digitalissuppositorien stelle man statt mit Digitalispulver mit einem eingestellten Digitalistrockenpräparat her, das den wissenschaftlichen Anforderungen entspricht. Man unterbreite dem Arzt diesen Vorschlag. Den Darmschleimhäuten erspart man damit die Arbeit der Extraktion der Digitalisglykoside aus dem Pulver und erzielt dadurch eine viel raschere Digitaliswirkung.

5. Digitalisinjektion. Nach den obigen Ausführungen von Prof. Wiechowski büßen alle wässerigen Digitaliszubereitungen — und um solche handelt es sich immer bei Einspritzungen — 50% ihres Wirkungswertes ein. Wenn unter den wässerigen Handelspräparaten welche gefunden werden, die tatsächlich den angegebenen Wirkungswert zeigen, so können dies nur Präparate sein, welche **nach** der Abschwächung erst eingestellt wurden, die aber infolgedessen eine andere Glykosidorganisation aufweisen und die wohl quantitativ, jedoch nicht qualitativ vollwertig sein können.

Es ist nun die Frage zu beantworten: Gibt es für den Arzt keine Möglichkeit, zu Einspritzungen jeglicher Art unzersetzte, wässerige Digitalisglykosidlösungen anwenden zu können?

Die Lösung dieses Problems scheint heute nicht mehr schwierig zu sein. Wir haben nämlich mit der zuerst von Geh.-Rat Paul konstruierten Doppelampulle die Möglichkeit, Substanzen und Flüssigkeiten zu trennen. Wenn nun in einer der in der Pharm. Ztg 1925, S. 1521, angegebenen Zweikammer- oder Doppelampulle die Substanz in der einen und das Wasser in der anderen Ampulle untergebracht wird, so haben wir die gewünschte Lösung der Frage erreicht, die Glykoside in trockener und deshalb haltbarer Form, das Lösungsmittel steril. Um den ganzen Digitaliskomplex in einem einheitlichen Präparate zusammenzufassen, scheint mir folgender Weg gangbar:

Aus dem kalt gewonnenen wässerigen Auszuge von Digitalisblättern werden mittels Chloroform die Digitalisglykoside herausgeholt[1]. Aus diesem Chloroformextrakte wird das Chlorophyll auf möglichst schonende Weise entfernt. Der verbleibende gereinigte Rückstand wird an Traubenzucker adsorbiert und das so gewonnene Pulver in sogenannten Doppelampullen steril zur Abgabe gebracht. Die Trockenform verbürgt vollkommene Haltbarkeit der Glykoside, der Zusatz von Traubenzucker gewährleistet eine rasche Lösung und Resorption des Präparates. In gleicher Weise könnte ein kalter Alkoholauszug der Digitalisdroge[2] zu einem Traubenzucker-Digitalis-Trockenpräparat in Ampullen verarbeitet werden. Es scheinen mir damit alle Bedingungen, die an ein Digitalis-Injektionspräparat zu stellen sind, erfüllt zu werden.

6. Die **Digitalistinktur** wird nach der Vorschrift des neuen Arzneibuches in einer Qualität künftig hergestellt werden können, daß nichts mehr zu wünschen übrig bleibt.

Zur Durchführung vorstehender arzneilicher Änderungen, besonders wie sie in Nr. 3 und 4 genannt sind, ist selbstverständlich das Einverständnis des ordinierenden Arztes einzuholen. Ich weiß, daß mancher Kollege mit Vorschlägen genannter Art nicht gern an den Arzt herantritt. Der Apotheker ist gleichwie der Arzt verpflichtet, am Ausbau der Heilbehandlung mitzuwirken. Ich gebe zu, daß es manchmal etwas schwierig ist, mit einem Arzte in solchen arzneilichen Angelegenheiten zu verhandeln. Wenn die

---

[1] Sluyters: Arch. Pharmaz. **1925**, 56.
[2] Richter: Apoth. Ztg **1925**, Nr 26; **1926**, Nr 101.

Vorschläge aber in korrekter Weise diesem vorgetragen werden, kann ich mir andererseits nicht denken, daß es Ärzte geben sollte — Ausnahmen abgerechnet —, die auf solche klare Hinweise nicht eingehen. Die Wichtigkeit der Angelegenheit ist es sicher wert, einen derartigen Versuch beim Arzt zu unternehmen.

Ich glaube zugleich im vorstehenden dargelegt zu haben, daß die in der Apotheke frisch nach obigen Angaben hergestellten Digitaliszubereitungen einen höheren therapeutischen Wert aufweisen als manches abgelagerte Digitalispräparat. Es gibt sicher eine große Anzahl von Arzneizubereitungen, die sich auch bei längerer Aufbewahrung sehr gut halten und therapeutisch bewähren; es gibt aber zum mindesten ebenso viele Zubereitungen, an deren Veränderlichkeit aus Unkenntnis nicht gedacht wurde, die es aber doch sind, wie spätere Feststellungen ergeben haben. Als Beispiel dürften die hier genannten wässerigen, parenteralen Digitaliszubereitungen anzuführen sein.

Als Lehre aus diesen Erörterungen möchte ich zum Schluß noch den Kollegen ganz besonders folgende wichtige Tatsache vor Augen halten: Die Apotheke ist doch nicht so überflüssig, wie unsere Gegner zu behaupten wagen. Wir Apotheker müssen uns ganz klar sein: in der Herstellung **frischer** Arzneizubereitungen ist die Apotheke nun einmal der Fabrik **über** und wird es immer bleiben, solange frische Zubereitungen vom Apotheker gepflegt und gefördert werden. Ich kann daher nicht umhin, die Kollegen zu bitten, der Anfertigung der galenischen Zubereitungen ihre volle Liebe und Sorgfalt zu schenken, diese auf volle therapeutische Höhe zu bringen; denn dadurch werden wir wieder Oberwasser gewinnen, dadurch wird das Renomee der Apotheke wieder gehoben, dadurch werden die Fabrikpräparate, die heute zum Teil mit Recht, zum Teil mit Unrecht sich den vordersten Platz in der Arzneiversorgung erobert haben, auf die ihnen therapeutisch zustehende Stellung im Arzneimittelverkehr zurückgedämmt werden können.

Hinweise auf neuere Bearbeitungen.

Lilly, R.: Apoth. Ztg **1925**, Nr 93—95.
Focke: Jber. d. Fa. Caesar & Loretz, Halle **1925**.
Dafert u. Lasch: Pharm. Acta Helvet. **1926**, Nr 4.
Wertbestimmung nach dem schwed. Arzneibuche **1925**, ref. Pharm. Ztg **1926**, 1015.
Uhlmann: Naturforscherversammlung Düsseldorf, ref. Pharm. Ztg **1926**, 1410.
Ref. Pharm. Ztg **1927**, 188.
Macht u. Krantz: J. Amer. pharmaceut. Assoc. **1927**, H. 3, 210.

Giacomi, E. de: Arch. f. exper. Path. **117**, H. 1/2 (1926).
Hamner: Jber. d. schwed. Kontrollabor., ref. Pharm. Ztg **1927**, 1493.
Böhringer & Söhne, Mannheim: Ref. Pharm. Ztg **1927**, 1528.
Bürger, Wernigerode: Pharm. Ztg **1928**, 188.
Schmidt: Dtsch. med. Wschr. **1928**, Nr 20.
Joachimglu: Pharm. Ztg **1928**, 1212.

XIII. Mutterkornzubereitungen.

In gleicher Weise wie das Kapitel „Digitalis" ist das Kapitel „Secale" für den Apotheker von größter Bedeutung; kommen doch dem Secale in der Geburtshilfe die höchst wichtigen, oft lebenrettenden Eigenschaften der Blutstillung zu. Zum pharmakologischen Verständnis soll den Kollegen, die nicht darüber unterrichtet sind, mitgeteilt werden, daß Mutterkorn bei der Geburt selbst, also in der sogenannten Austreibungsperiode zur Verstärkung der Wehen kontraindiziert ist, da man die Gefahr einer tetanischen Kontraktion des Uterus und das Absterben der Frucht befürchten muß. Als erprobte Wehenmittel bei der Austreibungsperiode kommen nur Chinin und vollwertige Hypophysenpräparate in Betracht. Das Mutterkorn selbst wendet man nur in der Nachgeburtsperiode, nach Ablösung der Placenta zum Stillen von Blutungen, sowie auch gegen anderweitige Nachblutungen im Wochenbette mit vollem Vorteile an. Die Wirkung von Mutterkorn auf Blutungen anderer Art, wie bei Lungen-, Magen-, Darmblutungen, ist hingegen durchaus unsicher, so daß das Indikationsgebiet von Secale hauptsächlich auf die Blutungen der Nachgeburtsperiode beschränkt bleibt.

Von keiner Droge kann man so viele bereits wieder vergessene, unbrauchbare Arzneipräparate aufzählen als wie vom Mutterkorn. Die Ursache allein ist die Veränderlichkeit und leichte Zersetzlichkeit der wirksamen Stoffe beim Verarbeiten der Droge. Für den Apotheker dürfte kein Präparat wegen dieser Veränderlichkeit der Zubereitungen lehrreicher erscheinen als gerade das des Mutterkorns. Muß doch der Apotheker den ganzen Chemismus und die Eigenschaften der therapeutisch wichtigen Mutterkornstoffe genauest kennen, um ein Urteil über ein derartiges Präparat abzugeben und um seine Secalezubereitungen sachgemäß herzustellen.

Als erste und für den Apotheker wichtigste Frage ist zu stellen: Welchen Stoffen des Mutterkorns kommen die spezifischen Wirkungen auf den Uterus zu? Bekanntlich besitzt das Mutterkorn vor der Reife des Roggens seine stärkste Wirkung. Diese Stärke nimmt allmählich beim Aufbewahren ab, innerhalb eines Jahres auf etwa $^1/_7$ bis $^1/_8$. Es treten nämlich durch Fermentation oder gar durch bakteriellen Abbau oder Aufbau Umwandlungen von einer zur anderen wirksamen Substanz ein. Ebenso zeigen die Ernten von Mutterkorn aus den verschiedenen Produktionsländern, wie Rußland, Spanien, Ungarn, Deutschland, verschiedenen Gehalt an wirksamer Substanz. Selbst im eigenen Lande weisen die Mutterkornsorten verschiedener Landesstriche Unterschiede im Gehalte an Ergotamin von 0,0036 bis 0,082% auf, wie erst kürzlich Forst im Münchener pharmakologischen Institute ermitteln konnte.

Wenn man alle diese Unterschiede in der Wirksamkeit der Secaledroge und der damit hergestellten Präparate und weiter die dadurch bedingten Mißerfolge in der Krankenbehandlung in Betracht zieht, so kann man die Einführung einer Standardisierung der Secaledroge, wie sie nun im deutschen Arzneibuch 6 erfolgt ist, auf das lebhafteste begrüßen.

Diese Standardisierung war nur möglich, nachdem es durch die Untersuchungen bedeutender Forscher gelungen war, kristallisierte, chemische, eindeutige Substanzen zu erhalten, die bei der pharmakologischen Prüfung eine mehr oder minder starke spezifische Wirkung auf den Uterus ausübten. Von den zahlreichen Stoffen, die im Laufe der Jahrzehnte aus dem Mutterkorn isoliert wurden, sind zu nennen: Alkaloide, Aminbasen, Cholinderivate, Pflanzensäuren, Sterine, Harze, Wachse, fette Öle u. a. m. Von diesen Stoffen können an der erregenden Wirkung auf den Uterus beteiligt sein: der Alkaloidkomplex, das zyklische Amin „Histamin", das aromatische Amin „Tyramin" und das Azetylcholin.

Nach den älteren Untersuchungen soll Cornutin im Mutterkorn nicht als solches, sondern als Ergotinin vorhanden, und nach Keller identisch mit dem Ergotinin Tanrets und dem Picrosclerotin Dragendorffs sein. Das Cornutin Koberts ist wahrscheinlich chemisch verändertes Ergotinin. Secalin ist eine unwirksame Base; aber mit Sphacelotoxin verbunden als Secalintoxin (Ergotoxin) wieder wirksam.

Spasmotin Jacoby, in reinerem Zustande Sphacelotoxin genannt, ist nach Keller eine alkaloidhaltige Substanz, die in den Verbindungen Chrysotoxin und Secalintoxin beständiger ist.

Nach neueren Untersuchungen ist Clavin (Vahlen) kein Alkaloid, es kommt ihm aber auch eine spezifische Wirkung auf den Uterus zu. Kraft fand Ergosterin (Tanret), das kristallisierte Ergotinin (Tanret) und das amorphe Hydroergotinin, daneben eine Gruppe gelbgefärbter Lactonsäuren. Das Cornutin (Keller) und das Secalin (Jacoby) erwiesen sich als identisch mit dem Ergotinin (Tanret).

Im Widerspruche zu diesen Ansichten stehen die Forschungsergebnisse von Barger und Carr. Diese fanden ein zweites Alkaloid neben Ergotinin, in chemisch reinem Zustande, das Ergotoxin. Letzteres soll in allen damaligen wirksamen Handelspräparaten vorkommen und deren physiologische Wirksamkeit bedingen.

Die neuesten Untersuchungen stammen von Stoll. Er gewann nach einem Verfahren, das dem von Willstätter bei seinen Untersuchungen über Chlorophyll und Fermente angewandten nachgebildet ist, einen wirksamen Körper. Dieser Alkaloidkomplex, das „Ergotamin", ist der Hauptträger der spezifischen Uteruswirkung des Mutterkorns. Die Alkaloidwirkung des Ergotamins wird durch die im Mutterkorn noch enthaltenen beiden proteinogenen Aminbasen, das Histamin (β-Imidazolaethylamin) und das Tyramin (p-Oxyphenylaethylamin) unterstützt, welche wie Ergotamin kontrahierende Wirkung auf den Uterus besitzen. Diese beiden Stoffe entstehen als proteinogene Amine bei der Eiweißfäulnis aus den zugehörigen Aminosäuren „Tyrosin" und „Histidin". Tyramin und Histamin sollen im Mutterkorn und dessen wässerigen Auszügen durch Pilzstoffwechsel oder bei der Gärung und Fäulnis der Auszüge durch Eiweißabbau hervorgerufen werden. Das bekannte Haemostyptikum „Tenosin" ist nicht etwa ein aus Mutterkorn gewonnenes Präparat, sondern ein synthetisches Produkt, das pro 1 ccm Lösung 2 mg Tyramin und 0,5 mg Histamin enthält. Der charakteristische Unterschied dieser beiden Gruppen des Ergotamins einerseits und des Histamins und Tyramins andererseits besteht darin, daß die spezifische Wirkung des Ergotamins auf den Uterus langedauernd und gleichbleibend ist, während im Gegensatz hierzu Histamin und Tyramin nur vorübergehend wirken, und deren Erfolg schon nach zwei bis drei Stunden abgeklungen hat.

Das Ergebnis der jahrzehntelangen Studien über Mutterkorn kann kurz dahin zusammengefaßt werden: Der Träger der spezifischen Wirkung des Mutterkorns ist das Ergotamin. Daneben finden sich noch andere auf den Uterus und die Gefäße wirksame Substanzen, die sich bei der Fäulnis oder aus anderem Materiale bilden. Diese proteinogenen Amine, insbesondere „Tyramin" und „Histamin" können die Wirkung des spezifischen Mutterkornalkaloids unterstützen, oder wenn in den Auszügen wenig Ergotamin enthalten ist, auch selbständige Uteruswirkung von verminderter Dauer entfalten.

Bei der Isolierung des Mutterkornalkaloids war stets hinderlich seine geringe Widerstandsfähigkeit gegenüber äußeren Einflüssen wie Licht, Luft, Wasser, Wärme usw., sowie die sehr komplizierten Verfahren zu seiner Darstellung. Nicht minder störend war bei diesen Reindarstellungsarbeiten der Fettgehalt des Mutterkorns, der bis zu 30% fettes Öl betragen kann. Ätherische Extraktionsmittel, wie Chloroform, Azeton, Äther u. a. waren wegen ihrer Fettlöslichkeit zur Isolierung nicht geeignet. Erst Forst[1] hat eine brauchbare Methode zur Extraktion ausgearbeitet. Er läßt das gepulverte Mutterkorn mit gleichen Volumenteilen Azeton und Wasser, oder mit gleichen Volumenteilen Alkohol und Wasser dreimal ausziehen. Die Auszüge sind fettfrei und enthalten alle uteruswirksamen Substanzen, wie angestellte biologische Kontrollprüfungen einwandfrei ergeben haben.

Die so gewonnenen Perkolate besitzen außer dem Ergotamin noch Histamin und Tyramin und Farb- und Mineralstoffe in Lösung. Um nun ersteres von letzteren Bestandteilen zu befreien, läßt Forst zunächst das Azeton oder den Alkohol im luftverdünnten Raume wegdampfen und scheidet dann in der rein wässerigen Lösung das Ergotamin nach dem Neutralisieren mit Soda und Stehenlassen im Eisschrank (12 Stunden lang) ab und filtriert den Niederschlag, das Rohergotamin, hinweg. In dem wässerigen Filtrate bleiben das Histamin, das Tyramin, die Farbstoffe und Mineralsalze zurück. Aus diesem Rohalkaloid kann durch weitere Reinigung mit Zuhilfenahme von Sufanilsäure ein Reinalkaloid gewonnen werden, das den höchsten Anforderungen gerecht wird.

Nachdem im vorstehenden ein kurzer Einblick in den Chemismus der therapeutisch so wichtigen Mutterkornbestandteile und deren teilweise Gewinnung gegeben worden ist, kann nunmehr in die Besprechung der galenischen Zubereitungen des Mutterkorns eingegangen werden.

Als erste medikamentöse Darreichungsform von Mutterkorn muß die in abgeteilter Pulverform genannt werden. Diese ist heute aus der Rezeptur fast ganz verschwunden; scheinbar aus Furcht vor der Kriebelkrankheit. Bekanntlich kamen in früheren Zeiten sehr häufig schwere Epidemien von Ergotismus vor, verursacht durch das Mitmahlen von Mutterkorn mit Roggen. Es können dabei 6—10% Mutterkorn in das Brot und die Mehlspeisen gelangen. Das Krankheitsbild des Ergotismus beginnt mit dem Gefühle von Taubsein an den Fingern und Händen, das sich dann über den ganzen Körper verbreitet (daher Kriebelkrankheit).

Bei näherer Überlegung könnte die Verabreichung von standardisiertem Mutterkorn in abgeteilten Pulvern nicht ganz unzweck-

---

[1] Forst: Arch. f. exper. Path. **117**, H. 3/4.

mäßig erscheinen, da die wirksamen Mutterkornalkaloide vorteilhaft vom sauren Magensaft gelöst werden. Es ist aber andererseits nicht ausgeschlossen, daß der reichliche Fettgehalt des Mutterkorns die Alkaloidlöslichkeit wieder vermindert. Entfettet man
das Mutterkornpulver, so wäre dies nur von Fall zu Fall angängig,
da das Fett den labilen Secalebasen einen gewissen Schutz gegen
äußere Einflüsse zu verleihen scheint. Aus vorstehenden Gründen
ist es daher nicht empfehlenswert, zu der Medikation von ab-
geteiltem Secalepulver zurückzukehren, da hier die therapeutische
Wirkung eine zweifelhafte wäre, die im vorliegenden Falle nicht
versagen darf.

Gleichwie die Verabreichung von Secalepulver ist die Medikation eines Secaleinfuses verwerflich. Wie wir in obigen Darlegungen gehört haben, sind in wässerigen Auszügen wohl die
proteinogenen Amine Tyramin und Histamin löslich; nicht aber das
wichtige Ergotamin. Die früheren Secaleinfuse werden stets als
wirksamen Bestandteil nur die proteinogenen Amine enthalten
haben. Dazu kommt, daß beim Infus die wässerigen Auszüge
wegen des hohen Fettgehaltes der Droge nicht vollwertig sein
können und die etwa gelösten labilen Secalebasen beim Infundieren
überdies Schaden erleiden müssen.

Als dritte Darreichungsform von Secale kommen seine Extrakte
in Betracht. Während das Extract. Secalis spiss. des deutschen
Arzneibuches 5 (im deutschen Arzneibuch 6 ist es nicht mehr aufgenommen) nur aus wässerigen Auszügen gewonnen wurde und
aus denselben Gründen, wie das Secaleinfus als zweckmäßige
Secalemedikation abgelehnt werden muß, um so mehr hat heute
das Secalefluidextrakt als perorales Medikament die oberste Bedeutung erlangt.

Im deutschen Arzneibuch 6 wurden zwar bei der Darstellung
von Secalefluidextrakt Verbesserungen geschaffen; jedoch wären
noch verschiedene Wünsche in einer neuen Auflage oder einem
Nachtrage zu berücksichtigen. Die Erhöhung des Alkoholgehaltes
im Secalefluidextrakt auf 50% gibt die Gewähr einer vollkommenen Lösung der Secalebasen und deren Haltbarkeit. Bei der
Herstellung des Fluidextraktes sind folgende Bedingungen zu erfüllen: Die Perkolationsnachläufe müssen bei höchstem Vakuum
eingeengt sein, weil die Secalealkaloide sich sehr leicht zersetzen.
Das lästige Schäumen beim Eindampfen läßt sich durch Zu-
tropfen von kleinsten Mengen Äther beseitigen. Der Alkohol muß
völlig entfernt sein, da sonst die Alkaloide nicht ausfallen. Die
Neutralisation des von Alkohol befreiten Nachlaufes muß möglichst genau sein. Das darauffolgende Abscheiden der Alkaloide

muß in einem hohen Zylindergefäße im Eisschrank erfolgen. Es sind meist keine zu großen Mengen von Niederschlag in den Nachläufen zu erwarten.

Eine Verbesserung der Herstellung des Fluidextraktes wäre vielleicht dadurch zu erzielen, daß man nicht nur aus den Nachläufen, sondern auch aus dem Vorlaufe die Rohalkaloide nach Forst abscheidet und den frischen Niederschlag in 50proz. Alkohol löst, in einem aliquoten Teil der Lösung den Alkaloidgehalt feststellt und den Rest der Lösung mit so viel 50proz. Alkohol verdünnt, daß in der endgültigen Mischung ein Ergotamingehalt von 0,05% enthalten ist. Mit einer derartigen Bereitungsweise wäre gleichzeitig der Einwand behoben, der heute gemacht werden muß, daß das Arzneibuch eine Grenze des Gehaltes nur nach unten, nicht aber auch nach oben angibt. Nachdem Mutterkornsorten mit einem Gehalte von 0,2% angetroffen werden, so würde das damit bereitete Fluidextrakt genau den vierfachen Gehalt an Ergotamin aufweisen.

Während bei der Secaledroge selbst im deutschen Arzneibuch 6 eine Gehaltsbestimmung vorgeschrieben ist, fehlt eine solche beim Fluidextrakt. Ein Teil der Arzneibuchkommission ging von der richtigen Voraussetzung aus, daß das Fluidextrakt nur aus standardisiertem, also vollwertigem Secale cornutum vom Apotheker bereitet werden darf und deshalb eine Gehaltsbestimmung hierfür überflüssig sein könnte. Der Grund, weshalb im deutschen Arzneibuch 6 für Secalefluidextrakt keine Gehaltsbestimmung aufgenommen ist, ist lediglich dem Umstande zuzuschreiben, daß bis zum Abschluß des Buches keine Zeit mehr übrig war, hierfür eine Gehaltsmethode auszuarbeiten und diese auszuproben. Es ist sicher zu erwarten, daß das nächste Arzneibuch die heute fehlende Gehaltsbestimmung bringen wird.

Nachdem im jetzigen Arzneibuche die Gehaltsbestimmung von Secalefluidextrakt fehlt, erwächst dem Apotheker bei der Wichtigkeit des Präparates die erhöhte Pflicht, das Secalefluidextrakt aus geprüftem Secale im eigenen Laboratorium zu bereiten oder von einem Kollegen zu beziehen, von dem er weiß, daß er es selbst hergestellt hat.

Als vierte und letzte Medikation von Secale ist schließlich die heute so beliebte und schnell wirkende Injektion zu erwähnen. Die Bereitung der Einspritzung kann nur mit einem Reinalkaloide in weinsaurer Lösung geschehen, also mit einem Präparate, wie wir es im Gynergen und Clavipurin bereits kennen. Nachdem wir im vorstehenden bereits die Herstellung von Secale-Rohalkaloid besprochen haben, so ist nur ein relativ kurzer Weg zur Reindarstellung von Ergotamin nötig. Forst gibt in seiner Arbeit die näheren Angaben hierüber bekannt. Mit dem so gewonnenen Reinalkaloid, in weinsäurehaltigem Wasser gelöst, bekommt man das erwünschte Injektionspräparat, das durch schonendstes Tyndalisieren noch haltbar zu machen wäre. Eine viel größere Gewähr von Haltbarkeit würde jedoch eben wie beim Digitalisinjektionspräparate dadurch geschaffen werden, wenn man das Ergotaminreinalkaloid in einer Trockendoppelampulle verabfolgte.

Die Ausführung der Gehaltsbestimmung von Secale im deutschen Arzneibuche 6 ist wohl langwierig, bietet aber keine Schwierigkeiten bei der Ausführung. Wir konnten von 1926er Ware bisher folgende niedrigen Werte 0,019, 0,034, 0,04% finden.

Nachdem wir nun chemische Methoden zur Gehaltsbestimmung von Ergotamin haben, sind die biologischen durchaus nicht überflüssig geworden. Letztere sind weit empfindlicher als erstere. Nur mit Kontrolle der letzteren konnten die chemischen Gehaltsbestimmungen genau ausgearbeitet werden. Besonders die neue Methode von Masuda gibt gute Resultate. Diese beruht darauf, daß die Stärke der adrenalinantagonistischen Wirkung der Mutterkornalkaloide am Froschdurchströmungspräparate bestimmt wird.

Nach den neuesten Arbeiten aus dem Münchener pharmakologischen Institute von Forst und Weese ist es nun auch gelungen, zu prüfen, ob und wieviel ein Uteruspräparat Ergotamin und wieviel Histamin enthält. Das Ergebnis dieser Untersuchungen ist geradezu überraschend. Diese Prüfung ergab, daß verschiedene Handelspräparate fast kein Ergotamin, dafür um so mehr Histamin enthalten.

Es wird nicht mehr lange währen, daß wir ebenso wie in der Digitalisfrage auch in der Secalefrage einen klaren Einblick gewonnen haben, ein Erfolg, der wissenschaftlich und klinisch nicht hoch genug bewertet werden muß.

Vorstehende Darlegungen über Mutterkorn sowie diejenigen über Fingerhutkraut mögen als Musterbeispiele dienen, in welcher Weise wir Apotheker alle therapeutisch wichtigen Drogen wissenschaftlich zu bearbeiten und zu bewerten haben. Grundbedingung ist hierbei, den Chemismus der Drogenbestandteile zu kennen; dann aber folgt sofort als nächste Bedingung, daß wir den genauen, therapeutischen Wirkungswert dieser Drogenteile und deren Zwischenprodukte erforschen, eventuell eine klinische Prüfung am Krankenbette einschalten. Nur auf diesem Wege erhalten wir einen klaren, einwandfreien Einblick in den Wert der Pflanzenstoffe, auf Grund dieser Kenntnisse erst vermögen wir die Herstellung unserer pharmazeutischen Zubereitungen zweckmäßig zu gestalten.

Hinweise auf neuere Bearbeitungen.

Tschirch: Pharm. Acta Hevet. **1926,** Nr 5.
Lipták, P.: Ber. ungar. pharmaz. Ges. **1926,** Nr 4.
Linnel, H., u. D. Greenslade-Randle: Pharm. Journ. **1927,** Nr 3338, 423.
Brieger: Pharm. Ztg **1928,** 60.
Holdermann: Südd. Apoth. Ztg **1928,** Nr 9.
Golaz: Tagung der Schweiz. Naturforsch. Ges. **1928.**
Meyer, Walter: Pharm. Ztg **1928,** 1481.

Hilfsbuch für Apotheker zum Potenzieren und Taxieren homöopathischer und biochemischer Arzneimittel. Von **Alfred Reder**. VII, 48 Seiten. 1927. RM 3.60

Die Arzneimittel-Synthese auf Grundlage der Beziehungen zwischen chemischem Aufbau und Wirkung.

Für Ärzte, Chemiker und Pharmazeuten. Von Dr. **Sigmund Fränkel**, a. o. Professor für Medizinische Chemie an der Wiener Universität. Sechste, umgearbeitete Auflage. VIII, 935 Seiten. 1927. RM 87.—

Die Digitalis und ihre therapeutische Anwendung.

Im Auftrag des Niederländischen Reichsinstitutes für pharmakotherapeutische Untersuchungen bearbeitet von Dr. **U. G. Bijlsma**, Prof. Dr. **A. A. Hijmans van den Bergh**, Prof. Dr. **R. Magnus**, Dr. **J. S. Meulenhoff**, Dr. **M. J. Roessingh**. Autorisierte deutsche Übersetzung von Prof. Dr. **P. Neukirch**. Mit 32 Abbildungen und einem Bildnis. IV, 119 Seiten. 1923. RM 5.65

Rezepttaschenbuch (nebst Anhang). Zweite, verbesserte Auf-

lage. Bearbeitet von Prof. Dr. **Ernst Frey**, Marburg, nebst Beiträgen von zahlreichen Fachgelehrten. (Zweiter Band der „Therapie des praktischen Arztes", herausgegeben von Prof. Dr. Eduard Müller, Direktor der Medizinischen Universitäts-Poliklinik in Marburg.) XII, 661 Seiten. 1923. Gebunden RM 10.—

Lehrbuch der Toxikologie für Studium und Praxis.

Bearbeitet von **M. Cloetta, E. St. Faust, F. Flury, E. Hübener, H. Zangger**. Herausgegeben von **Ferdinand Flury**, Professor der Pharmakologie an der Universität Würzburg, und **Heinrich Zangger**, Professor der Gerichtlichen Medizin an der Universität Zürich. Mit 9 Abbildungen. XIII, 500 Seiten. 1928. RM 29.—; gebunden RM 32.—

Die gesetzlichen Bestimmungen über Arzneimittelankündigung und Geheimmittelverkehr.

Von **Ernst Urban**, Redakteur der Pharmazeutischen Zeitung. 47 Seiten. 1925. RM 1.20

Freigegebene und nicht freigegebene Arzneimittel. Die Verordnung betreffend den Verkehr mit Arzneimitteln

und die Rechtsprechung der höheren Gerichte. Von **Ernst Urban**, Redakteur der Pharmazeutischen Zeitung. Sechste Auflage. Nach dem Stande am 1. Juli 1928. 80 Seiten. 1928. RM 2.—

Apothekengesetze. Nach deutschem Reichs- und preußischem

Landesrecht herausgegeben und erläutert von **Ernst Urban**, Redakteur der Pharmazeutischen Zeitung. Sechste Auflage von Böttger-Urban: „Die preußischen Apothekengesetze". XII, 427 Seiten. 1927. Gebunden RM 21.—